# 中医药寻根之旅

邵蔚连 著

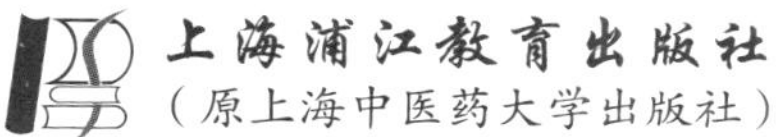

上海浦江教育出版社
（原上海中医药大学出版社）

**图书在版编目(CIP)数据**

中医药寻根之旅/邵蔚连著. —上海：上海浦江教育出版社有限公司，2019. 12

ISBN 978-7-81121-633-2

Ⅰ. ①中…　Ⅱ. ①邵…　Ⅲ. ①《内经》—研究　Ⅳ. ①R221. 09

中国版本图书馆 CIP 数据核字(2020)第 006611 号

**上海浦江教育出版社(原上海中医药大学出版社)出版**

社址：上海海港大道 1550 号上海海事大学校内　邮政编码：201306

分社：上海蔡伦路 1200 号上海中医药大学校内　邮政编码：201203

电话：(021)38284912(发行)　38284923(总编室)　38284910(传真)

E-mail：cbs@shmtu. edu. cn　URL：http://www. pujiangpress. cn

上海商务联西印刷有限公司印装　上海浦江教育出版社发行

幅面尺寸：146 mm×210 mm　印张：6　字数：106 千字

2019 年 12 月第 1 版　2020 年 1 月第 1 次印刷

责任编辑：黄　健　　封面设计：赵宏义

定价：35. 00 元

# 自　序

《黄帝内经》是一部值得我们用一生来阅读的好书。读好书一定要静下心来，不受任何先入之见的左右。

如果你怀着敬畏之心去阅读《黄帝内经》，你看到的是古人深邃的智慧，用东方哲理来诠释生命活动，这绝对是个创举，先有顶层设计后有临床实践，这就是中国传统医药的历史事实。合上书以后你就会从心底里认同《黄帝内经》是中国传统医药的文化基因，这就是中医人的文化自信。

如果你抱着一颗轻慢之心去阅读《黄帝内经》，你就会发现此书存在着诸多矛盾之处，比如：膻中明明是一个穴位，却被列为十二个重要器官之一；脑子明明是中枢神经的枢纽，却把心说成主管神明的器官；脾是人体最大的淋巴器官，却被当作主要的消化器官；如此等等。合上书以后你会感觉《黄帝内经》的科学性也太低了，有什么可以借鉴的地方呢？

受中央电视台《百家讲坛》的启发——深奥的经典著作和理论，可以通过仔细的讲解来普及。于是，我怀着敬畏之心将学习《黄帝内经》的心得体会，分成5个专题，以"讲座"的形式撰稿，定名为《中医药寻根之旅》。"讲座"的内容有浅有深，主要供中医药界认识参考。本书的出版，旨在引起业内人士对《黄帝内经》的关注，并为继承和发展优秀的中国传统医药学和传统文化，尽绵薄之力。

# 目　　录

## 第一讲　上古医药的发展

## 第二讲　古人诊病的思维



## 第三讲　古人治病的方略

## 第四讲 古人的健康智慧

# 第一讲　上古医药的发展

我们是谁，我们从哪里来，我们又将怎样走向何处？这是历史学研究的范畴。能证实历史存在的是考古。最近几十年来中国的考古事业有了长足的进步，特别是草鞋山遗址、河姆渡遗址、贾湖遗址的考古发现和相关文物的出土，把中华民族的文明史直接向前推进了三四千年，中国传统医药的历史同时也被向前推进了三四千年。

从今天开始我们将进行一个中医药寻根之旅，找一找中国传统医药的根在那里，也算是认祖归宗。

## 第一节　中国医药趣话

大家都知道，不管是动物还是植物，凡是地球上的生命都免不了生病，生病的原因有多种多样。生了病怎么办？动物跟植物不一样，动物生了病会去寻找药物，这是动物的一种本能。

在自然界，无论是牛、羊、马，还是狗、猫、蛇、猴子……生了病以后都会凭着嗅觉和视觉去寻找药物。

比如：野猫吃了有毒食物，会去寻找一种叫藜芦的草药，服食以后会呕吐出毒物。现代药理证明，藜芦的生物碱具有强烈的催吐作用。

热带森林中的猴子得了疟疾，就会去咀嚼金鸡纳树的树皮。现代药理证明，金鸡纳霜是治疗疟疾的有效药。

当然并不是每只野猫都能找到藜芦，每只猴子都能找到金鸡纳树。这里有个先决条件，就是机遇。

## 一、一个有趣的传说

在这里我给大家讲一个关于猴药的传说。

中医说：伤筋动骨一百天。这就是说，发生骨折以后，从接骨到痊愈大概要经过三四个月的治疗才能康复。这与西医关于骨折的论述是一致的。

一次有人发现了一件奇怪的事情，有一只断尾的猴子因为糟蹋田里的庄稼被一个农民抓住并打折了一条腿。哪知不到二个月这只有断尾特征的猴子竟然又活蹦乱跳地出现在庄稼田里。骨折这么短时间就康复了，这让这个人心生好奇。

由于此人以药为业，粗通医理，心知此猴必有奇遇，便偷偷打起了猴药的主意。

他先是让人在断尾猴活动的地方里摆下了一桌美酒佳果。

那猴子见了美食自是心痒难忍，小心翼翼地在周围转悠，确认无人以后便放心地大吃大喝起来，直至酩酊大醉。醒来之时，猴子才发现自己被人绑在树上。

此人指着桌上、地上的狼藉像，大发雷霆，命人打折了猴子的另一条腿。那猴子自知理亏，也不抗争，拖着一条断腿蹒跚而去。

一条腿骨折的猴子自然失去了往日的灵动，这个人得以轻松地跟在后面，终于发现了猴药的秘密。

这事就发生在云南。

这是关于“云南白药”的传说之一。

事实上并不是森林中的每只猴子都能找到猴药的，动物也有它的机遇。

动物比人类先到地球上来有好几十万年，动物的医药早已形成。

作为万物之灵的人类自然会关注动物的这种本能。

这可以从本草典籍中找到依据。

## 二、《神农本草经》中的 4 种“草”药

### 1. 羊踯躅

草药羊踯躅，又名闹羊花。

踯躅在字典中是徘徊不前的意思。羊食用此物以后会出现了徘徊不前的精神症状。

《本草经集注》曰：“羊误食此叶，踯躅而死，故以为名。”

李时珍的《本草纲目》在“羊踯躅”的“发明”条下引苏

颂之言："古之大方多用踯躅。"踯躅气温，味辛，有大毒，主治贼风在皮肤中淫淫痛、温疟、恶毒诸痹。

羊踯躅这味古人治疗风湿痹痛的要药，就是从观察动物服用后的反应得来的。

2. 淫羊藿

草药淫羊藿，淫羊的意思是使羊产生淫劲，淫羊藿是一种能促进羊的性功能的藿草。

《本草经集注》曰："服之使人好为阴阳，西川北部有淫羊，一日百遍合，盖食此藿所致。故名淫羊藿。"

这里的阴阳就是指男女交合之事。

李时珍的《本草纲目》在"淫羊藿"条下言其气味辛寒无毒，主治阴痿绝伤、茎中痛，并可利小便、益气力、强志。

淫羊藿这味古人治疗阳痿的要药，就是从观察动物服用后的反应得来的。

3. 鹿衔草

草药鹿衔，"衔"通于"啣"，是用嘴含的意思。

李时珍的《本草纲目》在"鹿衔草"条下引苏恭之言："南人谓之吴风草，一名鹿衔草，言鹿有疾，衔此草即瘥。"谓其气味甘平无毒，主治风湿痹、历节痛。

鹿衔草这味古人治疗风湿病的要药性，也来自于人们对动物服用此药的反应。

4. 莽草

草药莽草，味辛，性温，有毒，主治风头、痈肿、乳痈、疝瘕等。

《本草经集注》记载，人用捣以和米，纳水中，鱼吞即死浮出，人取（鱼）食之无妨。

莽草可以药鱼。

古人这种通过观察动物来研究药性的方法一直延续至今。

《四声本草》中有一种草药名鹅不食草。

李时珍的《本草纲目》在“鹅不食草”条下言：“其气辛熏不堪食，鹅亦不食之。”其气味辛寒无毒，功能通鼻气、利九窍、吐风痰。

鹅不食草学名石胡荽，“其气辛熏不堪食，鹅亦不食之”说的是此草有冲鼻的气味，人难以入口，连鹅也不吃它，所以取此名。

李时珍的《本草纲目》言：“鹅不食草气温而升，味辛而散，阳也。能通于天，头与肺皆天地，故能上达头脑，而治顶痛目病。通鼻气而落瘜肉。”是一种重要的药材。

宋代《开宝本草》记载，有一种草药名猕猴桃，此桃遍体生毛，土人不敢轻食。

李时珍的《本草纲目》在“猕猴桃”条下言：“……深山则多为猴所食矣。故有此名。”其气味酸甘寒，无毒，能止暴渴、解烦热。

上述这些药物，均是人类向动物“学习”的结果，从这个意义上说动物是人类“学习”的对象，这话一点也不为过。直到今天，人类研发新药绕不过的一关就是动物实验，只有通过动物试验，才能获得安全、有效的数据，才能进入临床试验的阶段。

## 三、《本草经集注》中的4种药物

梁代陶弘景的《本草经集注》说："或田舍试验之法，殊域异识之术。如藕皮散血，起自庖人。牵牛逐水，近出老野。饼店蒜齑，乃下蛇之药。路边地松，为金疮所秘。此盖天地间物，莫不为天地间用。触遇则会，非其主对矣。"

这里的"田舍试验"之法，也叫触遇则会，就是从日常生活中发现的药物，今人作为劳动创造医药的论据。

陶弘景在这本书里一共举了4个例子。

1. 藕皮散血，起自庖人

厨师操刀，受伤以后会用削下的藕皮敷上止血。厨师也许还用过萝卜皮、南瓜皮、土豆皮，直到藕皮才得到满意的效果。其实在本草中藕皮并不入药，藕皮置空气中会发黄变黑，说明它含有鞣质，能缩短出血时间。本草中以藕节入药，藕节所含的鞣质要比藕皮多得多。藕节止血而不留瘀，为止血化瘀的要药。

2. 牵牛逐水，近出老野

乡野之人遇到饥荒将牵牛之子碾成粉，蒸熟后用来充饥，所谓饥不择食。食后出现了水泻，遂发现了它泻下逐水的功能。

牵牛子含有牵牛子苷，约 2%，为一种有泻下作用的树脂性苷，不融于水，临床以粉剂为优。家兔实验显示，牵牛子具有泻下作用，在泻下的同时还能增强肾的活动。（见上海人民出版社 1977 年版《中药临床手册》）。

3. 饼店蒜虀，乃下蛇之药

这里的蛇是古人对蛔虫等线形寄生虫的泛称。此事出于《华佗传》：佗坐车出行，见一人病咽喉阻塞，想吃而不能食，家人用车载之欲往就医。佗在车中听到其呻吟之声，便停车前往探视，对其家人说，前方来的路边有家卖饼的店，你去向店家索取蒜虀大醋三升，饮之，病自当去。家人依言，果真如佗所言，立吐蛇一枚。"蛔虫得酸则静，得辛则伏，得苦则下"。蒜虀大醋乃华佗信手拈来之物也。

4. 路边地松，为金疮所秘

这段话不甚明白，地松一物不为历代本草所载，《中药大辞典》收载虽广亦无地松。《辞海》中亦不见地松。

陶弘景这段话能追溯源头的只有三种药。比源于动物发现的药还要少很多。作为劳动创造医药的依据这是不够的。

人类与动物的最大区别是什么？是学习。孔子说："三人行，必有我师。"能者皆可为师，自然界、动物、圣人都是普通人学习的对象。人类向动物学习医药理所当然。不过大部分的药物是人类自己发现的。

所以，人类的医药史与人类的历史几乎是同步的。

## 第二节 上古医药简史

动物尚且有药物，人类当然有自己的医药。只不过不同时代的文明高低不同，医药的运用水平也有差异。

《素问・移精变气论》说："往古人居禽兽之间，动作以避寒，居阴以避暑，内无眷慕之累，外无伸宦之形，此恬惔之世，邪不能深入也。故毒药不能治其内，针石不能治其外，故可移精祝由而已。"

大概在一万多年以前，人类与动物是杂居在一起的，只能靠运动产生的热量来驱除寒冷，只能用居住在阴凉的地方来躲避暑热。那就是说人类还处于原始社会，还没有学会制造房屋，只能以天然的洞穴为家。

群居是人类的特点，就像北京周口店山顶洞的北京猿人那样，一个族群的猿人居住在一个洞穴之中。周口店出土的文物中有猿人的骨骼、草木的灰烬、石器、兽骨等等，说明二十万年以前的人类已经学会用火。但是从测定的骨龄来看，猿人的寿命并不长，大多数十几岁就死了，最长的也不超过 50 岁。北京人生活在距今 70 万年至 20 万年前，约于 20 万年前离开居住地，再也没有回来。

上述经文中的"内"是精神，"外"是肉体，"眷慕"是眷恋羡慕。"伸"是伸展，"宦"是弯曲，"伸宦"是劳作的意思。

在原始社会中人与人之间平等相处，精神上可以攀比的地方不多，肉体上的劳作可能也不太辛苦。

这是一个平淡安静的世界，邪气不能深入人体，所以不需要强烈的药物来治疗其体内，也不用针灸砭石来治疗其体表，所以，可以用转移精神的祝由法来治疗。

这里的往古可能是个时间的概念，距今或已有一万多年。根据最新的考古研究，中国人大概从 8 500 年前开始进入农耕社会，其时百姓的生活安静而平淡，可以说是原始社会中的"小康"社会。

## 一、关于圣人

### 1. 圣人僦贷季

值得关注的是《黄帝内经》提到了一位有名有姓的圣人，他就是僦贷季——一位活动在上古时代的中国医学家。

《素问·移精变气论》说："岐伯曰：色脉者，上帝之所贵也，先师之所传也。上古使僦贷季，理色脉而通神明，合之金木水火土四时八风六合，不离其常，变化相移，以观其妙，以知其要。欲知其要，则色脉是矣。色以应日，脉以应月，常求其要，则其要也。夫色之变化以应四时之脉，此上帝之所贵，以合于神明也。"色是色泽，脉是脉搏，色脉是中医的望诊和切诊的原始版本。

其意为：岐伯说，望色和切脉是上帝所珍贵的技术，是先师传授给我的。这位先生是谁呢？上古时，有位叫僦贷季的的医生，研究望诊和脉诊的水平达到了神明的程度。望色与切脉时均要配合五行（金木水火土）、四时（春夏秋冬）。他还说：人的色泽和脉搏是动态的，是不断变化的，人的色泽和脉搏的变化要和天气（八风）、地理（六合）的变化相对应，不论如何变化不能离开它的常数，从人的色泽和脉搏的变化中可以看到它的精妙，得到它的真谛，那就是天人相应。色泽属于阳，色泽的变化是与太阳的盛衰相对应的；脉搏属于阴，脉搏的大小变化是与月球的潮汐作用相对应的。总之，色泽的变化要与四季（春夏秋冬）的脉搏的变化相对应。色泽与脉搏的变化与天地相顺者为平安，相逆者则危矣，这是上帝所贵重的知识，合乎自然界的规律。

据此，我认为僦贷季是中国传统医药的祖师。

2. 圣人是杰出的人

1987 版《辞海》“圣人”条说：“谓道德智慧极高的人。”《易・乾・文言》说：“圣人作而万物靓。”《论语・述而》说：“圣人，吾不得而见之矣，得见君子者斯可也。”

(1) 圣人也是人。《素问・上古天真论》说：“其次有圣人者，处天地之和，从八风之理，适嗜欲于世俗之间，无恚嗔之心，行不欲离于世，被服章，举不欲观于俗，外不劳形于事，内无思想之患，以恬愉为务，以自得为功，形体不敝，精神不散，亦可以百数。”其意是说，其次一等的是圣人，圣人生活在天地和谐的地方。举止行为顺从气候的变化，适度调节嗜好与欲望，圣人生活在世俗间，没有仇恨与谨慎之心，行动不离开族群，不同的是所披的衣服不同于常人，行为举止却不彰显，身体不操劳于事，精神没有思想之累，以平淡愉悦为要务，以悠然自得为功，所以，形体不坏，精神不散，寿命亦可以百岁以上。

（2）圣人是后人对历史人物最高的礼遇。孔子活了七十二岁，其《论语》等著作论述了做人的准则。后人尊他为万世师表，称他为孔圣人。

《黄帝内经》记载的内容是黄帝与岐伯讨论医药。《黄帝内经》为中国传统医药奠定了理论基础。所以，后人称黄帝、岐伯为二圣。

汉代张仲景著《伤寒杂病论》，首开中国传统医药理法方药的先河，后人尊他为医圣。

《易·乾·文言》说："圣人作而万物睹。"圣人是杰出的人。

历史的唯物主义就是要用辩证的观点来看待历史人物，正确评介其历史功绩。轻慢圣人是要付出代价的。

值得注意的是，在《黄帝内经》中，圣人是贯穿全书的主线。圣人是谁？它们巧妙地把东方哲学引申到医药中来，用阴阳五行等哲学理论来诠释人体的生命活动，这就是中国传统医药的"顶层设计"。

## 二、圣人的顶层设计

1. 治未病

《素问·四气调神大论》说:“是故圣人不治已病治未病,不治已乱治未乱,此之谓也。病已成而后药之,乱已成而后治之,譬犹渴而穿井,斗而铸锥,不亦晚乎?”大意是说,圣人的高明不是单纯地追求如何去治疗疾病,而是花大力气去研究如何去预防疾病,就好比治理社会一样,不在于如何治理动乱,而是在如何杜绝动乱的发生。等到生了病再去治疗,等到动乱发生了再去治理,那就像口渴了再去打井,战斗了再去铸造兵器一样,就太晚了。

《灵枢·逆顺》说:“方其盛也,勿敢毁伤,刺其已衰,事必大昌。故曰上工治未病,不治已病,此之谓也。”大意是说,在病势盛实的时候,不敢轻易用针,待病势衰减而刺之,大功乃成。所以说,高明的医生在于预防疾病的发生,而不是一味将注意力集中在治疗疾病,说的就是这个道理。

2. 避邪与护真

《灵枢·九宫八风》说:“故圣人日避虚邪之道,如避矢石然。”圣人躲避风邪,就如战场上躲避箭矢和乱石一样。

《素问·上古天真论》说:“上古圣人之教下也,皆谓之虚邪贼风,避之有时,恬惔虚无,真气从之,精神内守,病安从来。是以志闲而少欲,心安而不惧,形劳而不倦。气从以顺，各从其欲，皆得所愿。故美其食，任其服，乐其俗，高下不相慕，其民故曰朴。是以嗜欲不能劳其目，淫邪不能惑其心，愚智贤不肖，不惧于物，故合于道，所以能年皆度百岁而动作不衰者，以其德全不危也。”大意是说，上古圣人教导百姓伤人的邪气、不正常的气候变化要及时地避开，精神上如果恬惔虚无，真气就会听从人的意志，只要精神守护在内，邪气是无法入侵的。志闲则少欲，心安则无惧，形体劳作而不疲倦，真气就能顺从人的意志，各人的欲望都能得到满足，每个人都以自己的食物为美味，以自己的衣服为得体，以自己的风俗为自然。高下之间不相羡慕，这样的民风是最纯朴的。所以嗜好和欲望不能劳碌其眼睛，淫秽和邪乱不能蛊动其心，不管是智者还是愚民，贤者还是不肖者，均不为物质所动，故而合于养生之道，所以能年皆百岁而动作不见衰退，是因为它们的道德健全。

3. 以人为本

《灵枢·百病始生》说：“风雨寒热，不得虚，邪不能独伤人。卒然逢疾风暴雨而不病者，盖无虚，故邪不能独伤人，此必因虚邪之风，与其身形，两虚相得，乃客其形。”大意是说，如果真气不虚，风雨寒热不能伤害人体。突然遇到疾风暴雨而不患病者，这是因为真气不虚，所以说病邪不能单独伤害人。

真气虚弱再碰上使人虚弱的气候，这叫两虚相得，邪气才能侵入人体。

4. 形与神俱是健康的基石

《素问・上古天真论》说:“上古之人,其知道者,法于阴阳,和于术数,食饮有节,起居有常,不妄作劳,故能形与神俱,而尽终其天年,度百岁乃去。”上古时候的人,凡是通晓养生之道的人,它们总会取法于天地阴阳,调和于天气将发生的变化,饮食有所节制,起居有一定的法度,不反常地操劳,所以能做到肉体与精神都健全,而尽享天赐的寿命,度过百岁才去世。

形是形体,神是精神,俱是全。形与神俱的意思是肉体与精神都健全。圣人提出了肉体与精神都健康的概念,这是很科学的。

良好的生活习惯是长寿的秘诀。

5. 跟着季节去养生

《素问・四气调神大论》说:“所以圣人春夏养阳,秋冬养阴,以从其根,故与万物沉浮于生长之门。逆其根,则伐其本,坏其真矣。故阴阳四时者,万物之始终也,死生之本也,逆之则灾害生,从之则苛疾不起,是谓得道。”春生、夏长、秋收、冬藏,这是四时的阴阳节律,春夏生长属于阳,所以春夏要养护阳气。秋冬收藏属于阴,所以秋冬要贮藏阴气。因为顺从四时的阴阳之本,所以圣人能与万物一起在自然中生存。如果违反四时的规律,则失去阴阳的根本,损坏人的真气。所以阴阳四时,是万物必须遵循的纲纪,是死亡或者生存的根本原因,逆之者百病丛生，顺之者没有大的疾病，这就得到了医学的真谛。

6. 着力于治疗萌芽之病与皮毛之疾

《素问·八正神明论》说："上工救其萌芽……下工救其已成。"

《黄帝内经》将医生分为上工、中工和下工，上工的医生诊断的水平高，能从萌芽时发现疾病的征兆，治疗萌芽期的疾病可以说一拨见应。下工的医生诊断的水平一般，要等到疾病发生了才能知道，治疗已成的疾病难度要高出很多。

《素问·阴阳应象大论》说："故邪风之至，疾如风雨，故善治者治皮毛，其次治肌肤，其次治筋脉，其次治六腑，其次治五脏。治五脏者，半死半生也。"邪气的到来，如风雨一样迅猛，所以高明的医生治疗皮毛之疾，次一等的医生治疗肌肉之疾，再次一等的医生治疗筋脉之疾，再次一等的医生治疗六腑之疾，最次的医生治疗五脏之疾。病到五脏的人只有一半的生存机会。

7. 创立真气理论

《素问·上古天真论》说："虚邪贼风，避之有时，真气从之，精神内守，病安从来。"《素问·四气调神大论》说："逆其根，则伐其本，坏其真矣。"《素问·上古天真论》说："醉以入房，以欲竭其精，以耗散其真。"圣人几度提到了真和真气。

那么，真气是什么呢？

《灵枢·刺节真邪》说："真气者，所受于天，与谷气并而充身也。"真气是呼吸之气与饮食之气合并而成的精微物质，真气生成后充实到身体的每个部位，真气为人体提供能量。

《素问·离合真邪》说："真气者，经气也。"经，是经络，真气的运行场所在经络。真气是经络中的精微物质。

这里的气可不是现代医学的呼吸之气，吸入氧气吐出二氧化碳。真气是一种具有营养作用的精微物质，它由呼吸之气与饮食之气的结合而成。

《素问·上古天真论》说："把握阴阳，呼吸精气，独立守神，肌肉若一。"把握阴阳的自然规律，呼吸天地的精气，摒除心中的杂念，意守丹田，这时你就能感知到真气在肌肉间的运行和统一。真气是身体中运行的一种气态的物质。这是中国传统医学独有的理论。真气是经络学说的发端。

8. 提出经络理论

《素问·阴阳应象大论》中黄帝说："余闻上古圣人论理人形，别列脏腑，端络经脉，会通六合，各从其经；气穴所发，各有处名；溪谷属骨，皆有所起；分部逆从，各有条理；四时阴阳，尽有经纪；外内之应，皆有表里。其信然乎？"这段话的大意是：黄帝说，我听说上古的圣人，理论人体的形态，用阴阳来排列脏腑的属性，审察经脉的始末，贯通上下内外表里，每条经络都有固定的走向，每个气的原穴都有它的名称，大小肌肉间的溪谷从属于骨骼，每条溪谷都有它的起点，皮部分络的逆顺，都有条理，春夏秋冬四时，都有循行的规律，人与自然对应，都有表里。真的是这样的吗？

《灵枢·本输》说："黄帝问于岐伯曰：凡刺之道，必通十二经络之所终始，络脉之所别处，五输之所留，六腑之所合，四时之所出入，五脏之所溜处，阔数之度，浅深之状，高下所至。愿闻其解。岐伯曰：请言其次也。肺出少商，少商者，手大指端内侧也，为井木；溜于鱼际，鱼际者，手鱼也，为荥；注于太渊，太渊，鱼后一寸陷者中也，为输；行于经渠，经渠，寸口中也，动而不居为经；入于尺泽，尺泽，肘中之动脉也，为合。手太阴经也。"这段话的大意是：黄帝向岐伯请教说，研究刺法，一定要通晓十二经络的起始与终端，每条经络都有它的分支，五输都有留穴，六腑都有合穴，一年四季中经气的出入有所不同，五脏有自己的溜穴，十二经络如同山中的十二条溪谷，沿途有大小不等的水池，随时可以调节气血。岐伯回答说：请听十二经络的次序。肺太阴经出于少商穴，少商的位置在手大拇指的内侧，为井穴，指甲属于肝，肝属于木，故曰井木；经水流经鱼际穴，鱼际为荥穴；经水向上注入太渊穴，太渊在鱼际穴后一寸的凹陷处，为输穴；经水行于经渠，经渠的位置在寸口，经水行而不留，为经穴；经水向上进入尺泽穴，尺泽的位置在肘中的动脉，为合穴。这就是手太阴经的流注。

《素问·离合真邪》说："真气者，经气也。"真气是经络中运行的气。

《灵枢·刺节真邪》说："真气者，所受于天，与谷气并而充身也。"真气是呼吸之气和水谷之气结合而成的对全身具有营养作用的精微物质。中国的经络学说是从研究真气开始的。

9. 关于膻中的论述

《素问·灵兰秘典论》中说："膻中者，臣使之官，喜乐出焉。"

学过针灸的人都知道膻中是任脉的一个重要的穴位，又名上气海。但是，在《素问·灵兰秘典》中膻中却成为十二个重要器官之一。膻中者，臣使之官，喜乐出焉，这是说膻中，成了附属于心的重要脏器。

《灵枢·胀论》说："夫胸腹，脏腑之郭也，膻中者，心主之宫城也。"意为：胸腹是五脏六腑的所在，膻中是心的城廓。心的外面不是有心的包络吗？

膻中的不确定性其实与真气有关。

《灵枢·五味》说："其大气之抟而不行者，积于胸中命曰气海。"这里的"抟"念作 tuán，意思是把东西揉弄成团形。人吸入的大气在气海中形成团形，积聚在胸中。所以《灵枢·海论》说："膻中者为气之海。"它提出了膻中、气海等的概念，及其在生命活动中的重要性。

圣人的顶层设计是在临床中不断完善的。

因为膻中只是一个穴位不是实体的器官，所以，膻中作为十二个重要器官之一的历史是短暂的。《黄帝内经》把心的宫城定位为心包络。手厥阴心包络经为手的三条阴经之一。

膻中的功能后来归属于三焦的上焦。

《灵枢·决气》说："上焦开发，宣五谷味，熏肤，充身，泽毛，若雾露之溉，是谓气。"上焦在胸中，心肺所居是气开发的场所，从饮食得来的精华物质在这里得到宣布，熏蒸肌肤，充实身体，润泽毛发，好像雾露一样灌溉着全身。这就是气。

《灵枢·邪客》说："宗气积于胸中，出于喉咙，以贯心脉，而行呼吸焉。"宗气位于胸中，有司呼吸、贯心脉的作用。宗气与真气异名而同物也。

真气—膻中—心包—三焦，这是中国传统医药的发展历史，这不是后世医学家可以想象出来的。

10. 三焦理论的创立

汉字"焦"的本义是物在火上烤，相当于植物的蒸腾作用，中国传统医学称之为气化功能。三焦是古人的一种宏观思维。三焦跟膻中一样不是实体的器官。

《素问·灵兰秘典论》中说："三焦者，决渎之官，水道出焉。"决是疏通，渎是水道，三焦的功能是水道的疏通。这里的"三"应该为第三，也就是下焦的意思。

三焦包括了上焦、中焦、下焦三个部分。圣人建立三焦理论的目的是阐明食物在身体的上、中、下三个部位的不同的气化功能。

《难经·三十八难》谓："难曰：脏唯有五，腑独有六，何也？然：所以腑有六者，谓三焦也，有原气之别焉，主持诸气，有名而无形，其属手少阳，此外府也，故言腑有六焉。"《难经》说：天有五行（木火土金水），配四时（春夏秋冬），人有五脏（肝、心、脾、肺、肾），配五腑（胆、小肠、胃、大肠、膀胱），哪来的第六个腑呢？回答说：是这样的，所以说腑有第六者，指的就是三焦，三焦是原气的别使，主持所有的气化功能。三焦不是实体的器官，所以说它有名而无形，它的经脉属于手少阳经，为五腑（胆、小肠、胃、大肠、膀胱）之外的腑，所以说腑有六者。

三焦是一种体内脏器的宏观定位，跟经络一样，三焦是人体生命活动的一种概括。

《灵枢·营卫生会》中说："上焦如雾，中焦如沤，下焦如渎。"指的是食物在体内消化、气化、代谢的三个过程。

（1）上焦如雾。上焦如雾，是指水液在人体中的蒸腾作用。《灵枢·决气》曰："上焦开发，宣五谷味，熏肤，充身，泽毛，若雾露之溉，是谓气。"上焦在胸中，为心肺所居，是气开发的场所，从饮食得来的精华物质在这里与大气混合在一起成为宗气，宗气得到心肺的宣布，熏蒸肌肤，充实身体，润泽毛发，好像雾露一样灌溉着全身。这就是气。《灵枢·邪客》说:“宗气积于胸中,出于喉咙,以贯心脉,而行呼吸焉。”

《灵枢·刺节真邪》说:“宗气留于海,其下者注于气街,其上走于息道。”上焦,宗气取代了膻中的地位。

位于上焦的脏腑有心、肺。

(2)中焦如沤。沤是长期浸泡的意思,中焦如沤是说食物进入胃和小肠后经过消化形成了食糜。

《灵枢·决气》说:“中焦受气取汁,变化而赤,是谓血。”这里的所谓“受气”,就是接受饮食中产生的营养物质,“取汁”,就是在水液中吸取营气和卫气。精专的营气进入血管,为血液的组成部分。

人体的营养吸收主要在小肠,所以古人把小肠叫作受盛之府。请注意:只有液化了的食物才能被身体所吸收。这是很科学的。

位于中焦的脏腑有解剖学上的胃、小肠、胰、肝、胆。

(3)下焦如渎。《素问·灵兰秘典论》说:“三焦者,决渎之官,水道出焉。”决的本意是疏导,渎是水道,决渎,就是疏通水道、代谢水液的功能。

位于下焦的脏腑主要有肾、大肠、膀胱。

三焦的气化功能属于肾阳,也叫原气。后世医学家也有将其叫作命门之火的,是人生来就有的功能。《中藏经》说:“三焦者,人之三元之气也。三焦通则内外上下左右皆通也。其于周身灌体,和内调外,营左养右,导上宣下,莫大于此。”

三焦的临床意义：圣人创造三焦理论的目的主要是阐明水液在人体中代谢的三重性，这里的水是广义的。正如《素问·上古天真论》说：“肾者主水，受五脏六腑之精而藏之，故五脏盛，乃能泻。”

水的不同层次的气化是多器官共同作用的结果，这也是中国传统医学的宏观的思维。

上焦如雾理气血。古人将卫气不足归之上焦心肺功能失常。古人说：气为血帅，气行血亦行。医生只需调整失职的功能，气的宣发正常，上焦便能行使正常生理功能。

中焦如沤理消化。消化不利首先责之于中焦，胃肠的温度、湿度（水分和消化液）、动力（胃肠道的蠕动），都可能影响到中焦如沤的过程。医生只需调整失职的功能，中焦如沤功能便能恢复正常。

下焦如渎理水道。古人将大小便失常，归为下焦的气化失常。比如：清气在下则大肠的气化功能失常，会发生完谷不化的飧泄；膀胱气化失常则小便潴留或失禁。医生只需调整失职的功能，水液代谢正常，下焦如渎的功能便会如常。

11. 完善经络学说

通过针刺人体的穴位可产生酸、麻、胀、重等感觉，进而证明经络的存在，但是要找到经络的实体却难以实现。经脉同样是一种宏观概念。

《灵枢·本输》说：“凡刺之道，必通十二经络之所始终，络脉之所别处，五输之所留，六腑之所合，四时之所出入，五脏之所溜处……"其意是，要了解针刺的原理，必需通晓十二经络的起始与终点，络脉所分出的支络，五脏所属的输穴，六腑所合的穴位，春夏秋冬四时的深浅，五脏所流注的经络……

（1）黄帝说的是十二经脉，可是《灵枢·本输》只列出了十一条经脉。

《灵枢·本输》说：肺出于少商……手太阴也；心出于中冲……手少阴也；肝出于大敦……足厥阴也；脾出于隐白……足太阴也；肾出于涌泉……足少阴也；膀胱出于至阴……足太阳也；胆出于窍阴……足少阳也；胃出于厉兑……大肠、小肠皆属于胃，是足阳明也；三焦者，上合手少阳，出于关冲……手少阳经也；手太阳小肠者，上合手太阳，出于少泽……手太阳经也；大肠上合手阳明，出于商阳……手阳明也。

所缺的一条正是手厥阴心包经。这是因为古人正在为膻中的地位而纠结着呢。

（2）经脉的走向的变化。《灵枢·本输》中十二条经脉的起点分别为：少商、中冲、大敦、隐白、涌泉、至阴、窍阴、厉兑、关冲、少泽、商阳，均位于手足之端。

这是经络学的原始状态。经络进入临床，问题就来了。

《灵枢·九针十二原》说："所出为井，所溜为荥，所注为输，所行为经，所入为合，二十七气所行，皆在五输也。”

所出为井，是说经气的所出的穴位为井穴。井穴在指尖，指尖是经气的末端。这就是说，在《灵枢·本输》中，十二经脉的走向出现了不同程度的倒置，让医生无法依此调节真气。

这说明经络并不是一条一条逐条产生的。经络是古人一种宏观思维，这种情况在《灵枢·逆顺肥瘦》中得到了纠正。“岐伯曰：手之三阴，从脏走手；手之三阳，从手走头；足之三阳从头走足；足之三阴，从足走腹。”手的三条阴经的走向发生了改变，由胸至手；手的三条阳经，由手走头。足的三条阳经发生了改变，由头至足；足的三条阴经由足走腹。经脉走向很重要，因为它涉及经络的临床应用。

（3）十二经络的完善。在《灵枢·经脉》中《灵枢·本输》所缺的手厥阴心包经得到了落实。

《灵枢·经脉》说：肺手太阴之脉起于中焦，不再是少商；心手少阴之脉起于心中，不是中冲；胃足阳明之脉起于鼻之交，不是隐白；膀胱足太阳之脉起于目内眦，不是至阴；胆足少阳之脉起于目锐眦，不是窍阴；心主手厥阴心包络之脉起于胸中。

《灵枢·经脉》还给手厥阴心包络脉加了个前缀——心主手厥阴心包络，经脉至此完成。究其原因就是如前所述在经络的原始时期圣人正在为膻中穴的地位而纠结。

《灵枢·经脉》是黄帝与学生雷公的对话。

从岐伯到黄帝到雷公，中间隔了一代人，《灵枢·经脉》是岐伯生前的杰作。这决不是后世医家可以想象出来的。

12. 找回失落的气道理论

气道就是气通行的道路。气道的位置就在二块肌肉之间。气道同样是一种宏观思维，长期为中国医学家所忽视。

《灵枢·营卫生会》中黄帝说："老人之不夜瞑者，何气使然？少壮之人不昼瞑者，何气使然？"岐伯回答说："壮者之气血盛，其肌肉滑，气道通，荣卫之行，不失其常，故昼精而夜瞑。老者之气血衰，其肌肉枯，气道涩，五脏之气相搏。其营气衰少而卫气内伐，故昼不精，夜不瞑。"黄帝问：老人夜里不能入睡，是什么原因？壮年人白天精神好不觉得困倦，是什么原因？岐伯回答说：壮年人的气血旺盛，他们的肌肉润滑，气的道路就通畅，营气和卫气的运行就正常，所以白天有精神而夜里睡觉；老人的气血衰弱，他们的肌肉干枯，气的道路就艰涩，营气在五脏（心、肝、脾、肺、肾）中聚成团，血气衰少，卫气留于阴（心、肝、脾、肺、肾），卫气不能到达体表，所以白昼没有精神，夜里不想睡觉。

上述问答，提出了睡眠与卫气运行相关的理论。

《灵枢·大惑论》说："岐伯曰：卫气不得入于阴，常留于阳，留于阳则阳气满，阳气满则阳跷盛，不得入于阴则阴气虚，故目不瞑矣。"这是因为卫气不能入于阴，常留于阳的原因，卫气留于阳，则阳气满，阳气满则阳跷脉盛，卫气不得入于阴，则阴气虚，所以不瞑。

请注意两点：①岐伯说，气血旺盛时肌肉就润滑，气道就通畅，气血衰弱时肌肉干枯，气道就不畅，说明气道的位置是在两块肌肉之间，故名分肉。分肉有大小之分，又名溪谷，在汉字中“溪”为山间小沟、“谷”为山间大道。溪和谷同为经脉的路径。肌肉之间有着丰富的血管、神经、淋巴。这就是经络为血气的道路的科学依据。②气道会随着年龄的增长而产生滑涩的变化，气道的滑涩会影响气血的运行，这就是气道的不确定性。

气道是人与自然沟通的渠道，卫气从毛孔中喷涌而出成为身体的屏障，自然界的尘埃、花粉、尘螨、细菌、病毒等等细微颗粒物通过呼吸悄悄地进入人体又默默地通过气道离开人体。对于健康人来说并不会致病。只有气道产生障碍的人才会产生免疫的变态反应超敏反应。

这就是气道理论对变态反应的诠释，这一理论更接近变态性疾病的本质。

当然气道理论还有更多的用武之地。

几千年来中国的医学家几乎没有人重视过气道理论，一个不知道气道的医学家怎么能编撰出《黄帝内经》的气道理论来呢。这正是《黄帝内经》并非后人所著的最好的证据。

研究开发《黄帝内经》的气道理论必将造福于人类。

13. 揭秘汤液醪醴

《素问·汤液醪醴论》有一段对话："黄帝曰：上古圣人作汤液，为而不用，何也？岐伯曰：自古圣人作汤液醪醴者，以为备耳。夫上古作汤液，故为而弗服也。中古之世，道德稍衰，邪气时至，服之万全。"大意是黄帝问：上古的时候，圣人制作了汤液，作而不用，这是什么原因呢？岐伯回答说：古代的圣人制作汤液醪醴是备用的。上古时道德完全，未病先防，就是生了病也属于浅表，自有祝由法应对，所以虽然预备了汤液，却没有用上。圣人的顶层设计奠定了中国传统医药的基础。

## 第三节　上古医疗方法

中国的上古有医也有药，医有祝由，医生为巫者所兼任，药有汤液、醪酒，只是汤液、醪酒的应用并不多，在整个上古社会祝由是医药的主流。

### 一、祝由类

1. 祝由

祝由是一种巫术。"祝"是祈祷，"由"是原因。祝由就是对天祈祷的一种祭祀仪式，其中带有一定的心理学内容，也有较大的迷信成份。

《灵枢·贼风》说："先巫者，因知百病之胜，先知其病之所从生者，可祝而已。”

先巫者，是指上古的巫师，因知百病之胜，因为知道各种病邪引起人体产生阴阳的偏盛。先知病之所从生者，事先知道病邪入侵的部位，可用祝由法治疗。

祝由是由巫者操作的一种祭祀仪式。古人不知道人为什么会生病，认为疾病是上天对人类的惩罚，所以生了病只能请巫师向天祈祷。巫师能够沟通天地，能与神灵交流。所以，巫者在部落中具有很高的地位。

事实上并不是每个部落都有巫师的，也不是每个患者都有条件举行祝由仪式的。一切取决于患者在部落中的地位。

医源于巫，这是不少医学史学者的观点。至于巫术是怎样过渡到医术的，研究者论现点不尽一致。其实《黄帝内经》给出了完整的答案：祝由→移精祝由→移精变气祝由。

2. 移精祝由

移精祝由，“移”是转移，“精”是精神，在祝由前面多了移精的步骤，这让巫术向医术进了一步。

《素问·移精变气论》说：“此恬惔之世，邪不能深入也。故毒药不能治其内，针石不能治其外，故可移精祝由而已。”

移精祝由是巫者在祝由之前先对患者施行精神疗法。说明巫者已经注意到在疾病的斗争过程中人是占主导地位的。

3. 移精变气祝由

移精变气祝由，则在移精祝由的基础上增加了“变气”的内容。“变”是改变，“气”是真气，变气就是改变真气的运行。

在《素问·移精变气论》中黄帝说：“余闻古之治病，惟其移精变气，可祝由而已。今世治病，毒药治其内，针石治其外，或愈或不愈，何也？”大意是：我听说古人之治病，只需要移精变气，可祝由治疗。今世治病，用强烈的药治疗其内脏，用针石治疗其体表，有的治愈有的没有治愈，这是为什么呢？

“余”即“我”，“闻”是“听”。“余闻”，是“我听说了”口传的医药知识。这段话表明黄帝在与岐伯讨论医药之前，已经掌握了许多上古的医经，所以有资格与岐伯讨论医药。

改变真气的运行这就是祝由由巫术走向医术的有力证据。

我们已经知道了真气的概念，真气具有温煦身体、营养毛发的作用，巫者接受了这个理论，所以在转移患者的精神之后还会指导患者调节气息，导引真气在身体中的运行，强身祛病。移精变气是导引术的祖先。

4. 祝由的治疗范围

《素问·阴阳应象大论》说：“故邪风之至，疾如风雨，故善治者治皮毛，其次者治肌肤……”祝由法治疗的就是浅表的皮毛和肌肤之疾，相当于普通的感冒。对于健康人来说，受一点风雨并无大碍，只有老人、小孩和真气衰弱者才会由此得病。

## 二、导引术

导引术又名吐纳术，是一种利用呼吸调节健康的自我疗法，又称气功疗法。气功疗法的核心是追求得气。所谓得气，就是得到气在经络中运动的感觉。

气功的本质是驾驭真气，让真气听从练功者的意志。比如：大周天功法要求锻炼者在意守丹田的基础上，让真气循任脉、督脉及十二经络作“大”的循环；小周天功法则是在意守丹田的基础上，让真气循任脉督脉作“小”的循环。故导引是气功在中医学中的“别称”。

祝由→移精祝由→移精变气祝由，这就是巫术走向医术的脉络。

## 三、汤液醪醴

《黄帝内经》有一篇专门论述汤液醪醴，这就是《素问·汤液醪醴论》，由此可见古代医家对其重视的程度。

### 1. 汤液醪醴的制作与应用

根据《黄帝内经》的记载，汤液醪醴用于治病始于中古。《素问·汤液醪醴论》说：“中古之世，道德稍衰，邪气时至，服之万全。”大意是：到了中古的时候，道德稍有衰落，致病的邪气又不断到来，祝由术不再那么有效，中古人就开始服用汤液，服了可以万全。可见汤液的效果是不错的。

中古的时候道德为什么会稍有衰落呢？

从贾湖遗址发掘的稻作文化看，黄淮流域的人在8 500年之前就进入了农耕社会，随着农耕的发展，衣食无忧，个人有了余粮，余粮的出现引起了人类对物质的欲望。精神上不再像以前那样安静。所以说道德稍衰。加上气候的变化时刻在发生。生病的人多了起来。汤液才有了应用的机会。

《素问·移精变气论》说："中古之治病，至而治之，汤液十日，以去八风五痹之病，十日不已，治以草苏草荄之枝，本末为助，标本已得，邪气乃服。"意为中古之治病，病至而治之，圣人未病先防的原则中古人做不到了。医生怎么治疗疾病呢？方法是先服10天汤液，目的是去除因为气候引起的皮肤、肌肉、脉、筋、骨5个部位麻木痹痛的疾病，10天没有痊愈的，再用草苏的全草来治疗。草苏的茎叶同用，疾病的标本就能得到治理，邪气由此平服。这里的汤液是药，草苏草荄之枝也是药。

2. 汤液与米酒之争

《素问·汤液醪醴论》："黄帝问曰：为五谷汤液及醪醴奈何？岐伯对曰：必以稻米，炊之稻薪，稻米者完，稻薪者坚。"岐伯说汤液醪醴是用稻米煮熟后酿造出来的，那不就是米酒吗？可是米酒并没有去八风五痹之病的功能。以此推测汤液是加了草药的米酒，单独酿造的则是米酒。

为什么？

《素问·玉版要论》说："容色见上下左右，各在其要。其色见浅者，汤液主之，十日已。其见深者，必齐(剂)主之，二十一日已。见其大深者，醪酒主之，百日已。"即：面部的色泽见于鼻子的上下左右。色浅者，汤液主治，十日为1个疗程。色深者，一定要调剂草药治疗，二十一日为一个疗程。色大深者，醪酒主治，百日为1个疗程。

(1) 醪酒。醪酒是草药浸渍米酒而制成的药剂。从药性的强弱来看汤液最轻，药剂次之，醪酒最强。

(2) 米酒。米酒在上古只是祭祀用品，米酒的另一功能就是制作醪酒。

(3) 中国稻作文化的考古。有人质疑说，中国的稻作文化不过三千多年，上古没有稻米，哪来的汤液醪醴？是的，中国的稻作文化始于何时，这个问题也一直困扰着我。

20世纪70年代，吴县唯亭草鞋山遗址解开了我的疑虑。

1) 草鞋山遗址的稻作文化。草鞋山遗址位于苏州城东15公里处的唯亭镇陵南村。此处原先有两处土墩：一处土墩外形像草鞋，故被称为草鞋山或草履山；另一处土墩是与草鞋山隔路相望的夷陵山。1972年春，南京博物院及原吴县文管会对遗址进行了两次大规模的发掘。该遗址文化堆积厚达 11 米，分为 10 层，是目前我国古遗文化层堆积最厚的一处，在世界也属罕见。草鞋山文化遗址的文化堆积分属不同的文化时期，其先后次序是：最下面的第十、九、八层属马家浜文化；其次的第七、六、五层属崧泽文化；再其次的第四、三、二层属良渚文化；而覆盖在上面的第一层则属春秋时期的吴越文化。

这个序列从新石器时代的较早阶段开始，到太湖地区早期国家的繁荣阶段，几乎跨越太湖地区和长江下游新石器时代历史的全部编年。

草鞋山遗址最下层(第十层)距今约 7 000 年，发现有炭化稻谷粒，经江苏省农业科学院鉴定除籼稻外还有粳稻，这是我国发现的最早的人工栽培稻之一。草鞋山遗址发现的马家浜文化水稻田，是中国发现的最早有灌溉系统的古稻田。草鞋山遗址的发现为中国稻作农业的起源、栽培稻起源的研究提供了实物依据，是中国水田考古与研究取得的一项重要成果。草鞋山的稻作文化距今 7 000 多年，那就相当于中古之世了，中国的稻作文化还能再往前走吗？

那也是可能的。请看贾湖遗址出土的稻作文化。

2）贾湖遗址的稻作文化。贾湖遗址位于河南省中部的舞阳县北舞渡镇贾湖村。整个遗址平面呈不规则圆形，总面积约 55 000 平方米。

1983 年至 1987 年间，河南省文物研究所在此进行了

6 次发掘，揭露面积 2 358.7 平方米，清理出房址 45 座、陶窑 9 座、灰坑 370 座、墓葬 249 座、瓮棺葬 32 座、埋狗坑 10 座，以及一些壕沟、小坑、柱洞等。出土的遗物十分丰富，其中最引人注目的有刻符龟甲、骨笛、稻作遗存、酒的残渣等。

人工栽培稻遗存的发现，证明了黄淮流域是稻作农业的起源地之一；稻作遗存、酒的残渣证明贾湖人已经进入稻作文明，学会了用稻米酿酒。这是一个了不起的发现。

(4) 酿酒工艺。酿酒是一个复杂的系统工程，需要用到大型的灶具和大型的陶釜。无论古今，酿酒的程序大体上是一样的：第一是煮饭，第二是接种酵母，第三是发酵糖化，第四是后发酵。稻米要经过二三个月的酿造才能产出酒来，汤液醪醴是酵醪和酒液的混合物，静止后取其上层的清液，那就是汤液。酵醪和酒液混合的好处是可以久贮。

(5) 根据《黄帝内经》推测，贾湖人酿造的酒应该有两种：一种在酿制时加入草药的所谓圣人制作的汤液醪醴，取其上层清液那就是汤液，汤液有去“八风五痹”之病的功能。一种是纯粹用稻米酿造的酒或者米酒。酒或者米酒是古人的祭祀用品，用米酒浸渍药材那就是醪酒。醪酒是中国最古老的药剂之一。

在上古，汤液和米酒都属于珍贵的物品，并不把它作为饮料饮用。请看权威论据。

张居中教授与美国宾夕法尼亚大学考古与人类学帕特里克・麦克戈温教授合作，对贾湖遗址出土的陶器内壁上沉积物进行化学分析，研究的结果刊载于美国《国家科学院院刊》上。美国《国家地理》等国内外媒体进行了广泛报道。

研究证实，沉积物中含有酒类挥发后的酒石酸，其成分有稻米、蜂密、山楂、葡萄，与现代草药所含某些化学成分相同，根据$^{14}$C 同位素年代测定，其年代在公元前 7 000 年至公元前 5 800 年。实物证明，在新石器时代早期，贾湖先民已开始酿造和饮用发酵的饮料了。

请注意：①沉积物中含有酒类挥发后的酒石酸，其成分有稻米、蜂蜜、山楂、葡萄等，与现代草药所含某些化学成分相同，证实了汤液醪醴酿造时加入了草药的推测；②根据$^{14}$C 同位素年代测定，其年代在公元前 7 000 年至公元前 5 800 年，相当于上古时代；③岐伯掌握的是米酒的酿造工艺。

贾湖文化距今 8 500 多年，比黄帝时代的仰韶文化足足早了 3 000 多年，算得是上古时代了。贾湖遗址出土的酒的残渣证明了汤液醪醴的真实性。

最可能的原因是：汤液在上古长期没有应用的机会，隔了上千年其制作的工艺早就失传了。黄帝体恤百姓想把它恢复起来，就请教了岐伯，岐伯掌握的是米酒的工艺，工匠按照岐伯的方法制造出了米酒，酒的风行，造成了贵族的早衰。这是黄帝万万没有想到的。

《素问·上古天真论》说:“今时之人不然也,以酒为浆,以妄为常,醉以入房,以欲竭其精,以耗散其真,不知持满,不时御神,务快其心,逆于生乐,起居无节,故半百而衰也。”大意是说,现在的人不再是那样养生的,他们用酒取代了浆水,视荒诞为正常,醉酒后性交,为了欲望竭尽精液,因此耗掉他的真气,不知道保持精气的充满,不随时保卫精神,为了肉欲,反常地去追求快乐,起居没有了节制,所以人到了50岁就衰老了。

“以酒为浆”是说贵族们用米酒来替代原来的饮料“浆水”,酒成了贵族们早衰的主要原因,在《黄帝内经》中酒与汤液醪醴并存,可见它们是两回事。

查古书知道,“浆水”是古人用谷物发酵而成的一种弱酸性饮料,有生津止渴、消食健胃的作用。

古人所说的“酒”都是“米酒”,酒精度高的烧酒(白酒)直至元朝才被发明。李时珍在《本草纲目》的“烧酒”条中有说明:“(时珍曰)烧酒非古法也。自元时起始创其法。用浓酒和糟入甑,蒸令气上,用器承取滴露……其清如水,味极浓烈,盖酒露也。”

2.《黄帝内经》中关于酒的描述

《灵枢》和《素问》中共有四篇提到酒。

(1)《灵枢·论勇》谓:“酒者,水谷之精,熟谷之液也,其气慓悍,其入于胃中,则胃胀,气上逆,满于胸中,肝浮胆横。”酒属于水谷的精气，是用煮熟的谷物酿造的液体，它的性质是慓悍的，进入胃，则胃肠之气上逆，充满于胸中，肝脏因此浮动，胆汁由此横溢。

（2）《素问·厥论》谓：“酒入于胃，则络脉满而经脉虚……夫酒气盛而慓悍……”即认为酒进入胃，迅速为胃所吸收，血液循环加速，所以络脉满而经脉虚……这是因为酒精的扩散迅捷。

（3）《灵枢·寿夭刚柔》谓：“黄帝曰：药熨奈何？伯高曰：用淳酒二十升，蜀椒一升，干姜一斤，桂心一斤，凡四种，皆㕮咀……渍酒中。用棉絮一斤，细白布四丈，并内入酒中……”

（4）《灵枢·营卫生会》谓：“黄帝曰：人饮酒，酒亦入胃，谷未熟，而小便先下，何也？岐伯曰：酒者，熟谷之液也，其气悍以清，故后谷而入，先谷而液出焉。”大意是，黄帝问：人一边喝酒，一边吃饭，饮食还没有消化，而小便先下，这是什么原因？岐伯回答说：酒是蒸熟的稻米酿造的液体，含有酒精，酒精的扩散度高而迅速，虽然饮食在前，饮酒在后，酒液能先化为小便。

这里的酒属于米酒，有促进血液循环的作用，不同于汤液醪醴。

“医”的繁体字“醫”，左边“医”，右边“殳”，下面是个“酉”字，酉是盛酒的器皿。可见汤液米酒在古代的重要性。

## 四、砭石

与祝由、汤液、醪酒同时存在的还有砭石。砭石是有锋刃的石片，是古人的手术刀。痈疽是一种急性的外科感染性疾病，毒邪是导致痈疽的主要因素。痈疽有阴阳之分：阳证者多见皮肤红肿、高起、焮热，拒按喜凉，脓液厚，病位在肌肤；阴证者皮色不变或苍白、紫暗、肿处平塌、弥漫、温度不变或发凉，肿块坚紧或者软绵，不痛或隐痛，脓液稀，病位深。

古代没有抗生素，痈疽是一种非常危险的疾病。《灵枢·玉版》说："岐伯曰：脓已成，十死一生，故圣人弗使已成，而明为良方，著之竹帛，使能者踵而传之后世。"

## 五、灸焫

与砭石同存的还有灸焫。

1. 灸焫考略

"灸"是烧灼或熏烤的意思，"焫"是烧。灸焫是指用艾叶等引燃后熏烤身体某一部分的治疗方法。

《素问·至真要大论》说："寒者热之。"火者热之盛也，火热能散大寒，这就是灸焫的原理。

《素问·异法方宜论》说："北方者，天地所闭藏之域也，其地高陵居，风寒冰冽，其民乐野处而乳食，脏寒生满病，其治宜灸焫。故灸焫者，亦从北方来。"

《道德经》说，“人法地，地法天”，地理位置决定人的生活方式。天气因素决定地理环境。北方气候寒冷，百姓喜欢高热量的乳食，动物性食物的消化比较麻烦，需要温度和大量的酶，天寒则酶类活性低下，温度不够则脾胃不能腐化食物，食滞则腹部胀满。这就叫脏寒生满病。寒者热之，灸焫则施之以火与热，食物得温则速腐，胃肠道蠕动得温则强，腹满消除。寒为阴邪，寒主收引，气滞则血瘀，气血不通则痛。灸焫后来扩展到治疗各种寒邪收引引起肢体疼痛。《本草纲目》曰：“艾灸能治百病。”

一个时代有一个时代的疾病，古人的纺织技术落后，御寒是个大难题，寒邪是致病的主要因素。

2. 灸焫与九针

灸焫之后那就是针术了。

竹针、骨针会折断，那是危险的。所以，针具只能是金属的。有考古学家提出中国的冶炼术产生于商周之时。中国的针刺术大概产生于周秦。有学者因此否定大禹治水的传说，在电视上大言不惭地说：大禹时代没有金属工具用什么去疏通河道，难道用木棍去开河吗？对此我不敢苟同。《灵枢·九针十二原》罗列了：镵针、员针、锋针、鍉针、铍针、员利针、毫针、长针、大针。九种不同规格的金属针具，那可不是虚言。

草鞋山遗址作出了回答。

草鞋山遗址第十层，发现一处由 10 个圆柱洞围成的圆形居住遗址。居住面土质坚实，屋内面积约为 6 平方，木桩（房屋柱子）竖立在地面，最高的 1.5 米，每桩下垫有一至二块木板，同一层中间尚有大量零散的柱洞，有许多保存相当完好的木桩和柱下垫板，有的木板上有相当清晰的砍劈、锯截的加工痕迹。

草鞋山遗址第十层距今 7 000 多年，砍劈木材的应是斧子，锯截木板的是锯子，大家想一想，没有金属工具原木能被锯成木板吗？

河姆渡遗址也作出了回答。

1973 年考古发现的河姆渡文化，位于浙江余姚的河姆渡。从河姆渡出土的文物有陶器、干阑式建筑、稻米等。引人注意的是河姆渡出土的干阑式建筑：

（1）河姆渡出土的干阑式建筑主要在河姆渡遗址的 4B 层，那是由桩木、板桩、圆木组成的 25 排排桩和散落各坑的板材构成的。一共有八排房屋。

（2）干阑式建筑是全木构造。房屋以桩木为基础，在上边架设大、小龙骨，承托地板并构成架空的建筑基础，再在上面立柱、架梁。底层是饲养家畜的，上层是住人的。

（3）干阑式建筑用的是榫卯连接法。柱头的上端为榫脚榫，用来连接屋梁；下端为柱脚榫，用来连接龙骨；榫头中有个圆孔可插入梢钉，防止受力后脱榫。

榫卯连接是在两个木构件上采用凹凸相接的连接方法。凹下去的称卯，凸出来的称榫。在木头上凿卯需用凿子、锤子，在木头上开榫需用锯子，在榫头上钻孔需用钻头。石器是不能用来伐木、开榫、凿卯、锯板的。可以肯定在建造干阑式建筑时河姆渡人使用了金属工具，比如凿子、锤子、锯子等。

出土的稻米表明河姆渡人掌握了稻米栽培技术，他们已经从游牧生活过渡到农耕生活了。

出土的陶器表明河姆渡人会用火，有了火，有了陶器，只要再找到金属矿石，经过经验积累，小规模的冶金就诞生了。

《素问·异方法宜论》说："南方者，天地所长养，阳之所盛处也。其地下，水土弱，雾露之所聚也，其民嗜酸而食胕，故其民皆致理而赤色，其病挛痹，其治宜微针。故九针者，亦从南方来。"

九针当然也有个发展的过程，先是铍针，取代砭石，开刀排脓，放血。然后是微针……

## 六、药物

### 1. 药物是重要的治疗手段

上古的醪酒是将药材浸渍于米酒中制成的药剂，汤液醪醴发酵时加入了草药也算是药，中古的草苏草荄也是药。药物的应用与人类历史是同步的，但是其发展是漫长的，这是因为药物的安全性是最大的问题，所以在中国古代最盛行的是针刺术。但是，针刺术的作用是有限的，因为针刺是一种调动自身气机的疗法，患者的真气必须在可以调节的范围之内。

《素问·移精变气论》说："毒药不能治其内，针石不能治其外。"以疾病的内外来区分，毒药治疗的是内脏的疾病，针石治疗的是体表的疾病。这里的毒是指药性强烈的意思，并不是致人死亡的毒药。

《黄帝内经》记载有许多情况是不能用针刺治疗的。《素问·阴阳应象大论》说"其盛，可待衰而已"，在疾病盛实的时候是不宜用针刺治疗的。

盛是邪气实，什么是邪气实呢？《灵枢·顺逆》说："〈刺法〉曰：无刺熇熇之热，无刺漉漉之汗，无刺浑浑之脉，无刺病与脉相逆者。"

《刺法》是一部上古的医经。无刺熇熇之热，熇熇是烈火燃烧的样子，意思是高热持续不退的患者不能使用针法。无刺漉漉之汗，漉漉是水渗出的样子，意思是大汗不止的患者不能使用针法。无刺浑浑之脉，浑浑是含糊不清的样子，意思是脉象难以确认的患者不能用针法。无刺病与脉相逆者，疾病与脉象相逆的患者，病情复杂让人无从下手的患者不能用刺法。

为什么？

针刺对机体具有调节作用 。不但邪气盛实的疾病不能用针术，病情不清楚的、患者气血衰弱的也不能用针术治疗。

《灵枢·始终》说："少气者，脉口人迎俱少而不称尺寸也。如是者，则阴阳俱不足，补阳则阴竭，泻阴则阳脱。如是者，可将以甘药，不可饮以至剂。如此者弗灸，不已者，因而泻之，则五脏气坏矣。”

少气者，是指血气衰弱的人。少气者的特点是腕动脉和颈动脉的脉搏微弱不能应手，这个脉象属于阴阳俱衰。若是用针法补阳气则阴气衰竭，若是用针法泻阴气则阳气虚脱。对于这样的人可以用味甘的药调理。甘能入脾，脾为后天之本，饮食正常则身体能自我修复。虚弱不是寒邪，所以不能用灸法；虚弱不能用泻法，疾病没有痊愈而用泻法的，五脏精气会由此败坏。

除了没有处方的醪酒，《黄帝内经》有 13 首处方。它们是：治五痹之病的汤液醪醴，治怒狂的生铁落饮，治尸厥的左角发酒，治酒风的泽泻饮，治鼓胀的鸡矢醴，治脾瘅的兰草汤，治妇女血枯之月经不调的四乌鲗骨一藘茹丸，治猛疽化脓的豕膏，治阴阳气盛不能入眠的半夏秫米汤，治败疵的菱翘饮，治口僻的马膏膏法，治寒痹的棉布熨法，辟瘟防疫的小金丹。没有一首所谓的“甘药”调理方，也没有“至剂”，更没有治疗急性热病的药剂。

2. 食药同源

人类是有智慧的动物，在寻找食物的时候通常会观察动物的反应，见动物吃了安全无恙才会有人大胆地去尝试，见到同伴吃了安全无恙才会普及开来。

古人怎么辨别食物的阴阳呢？当然离不开五官和手

指：眼看、鼻闻、口尝、手摸。其中最杰出的人物莫过于神农氏了。

《淮南子·修务训》说："神农……尝百草之滋味，水泉之甘苦，令民知所避就。当此之时，一日而遇七十毒。"

神农氏凭什么敢去尝百草，其依据就来自上古医经《阴阳》。《阴阳》的内容大部分被收入《素问·阴阳应象大论》。《素问·阴阳应象大论》是这样说的："水为阴，火为阳。阳为气，阴为味。味归形，形归气；气归精，精归化；精食气，形食味。化生精，气生形。味伤形，气伤精；精化为气，气伤于味。阴味出下窍，阳气出上窍。味厚者为阴，薄为阴之阳；气厚者为阳，薄为阳之阴。味厚则泄，薄则通。气薄则发泄，气厚则发热。壮火之气衰，少火之气壮；壮火食气，气食少火，壮火散气，少火生气。气味辛甘发散为阳，酸苦涌泄为阴。"这段话用白话来诠释是这样的：如果用水火来区分阴阳，水为阴，火为阳。如果以人的感官来区分阴阳，鼻子嗅到的气味为阳，舌头味蕾感觉的味道为阴。阴和阳是互为因果的：食物的五味进入五脏能滋养形体，形体的生长依赖于阳气的升发；阳气的功能来源于阴精，阴精又来自阳气的化生。《素问·阴阳应象大论》谓："形不足者温之以气，精不足者补之以味。"所以，临床上精气不足的人，可以用味厚的药物来补阴，形体不足的人可以用温热的药物来补充气。这种认识或源于古代医家长期的医家实践和思考。反过来说，五味也能伤形体，阳气也会消耗精气，这全是因为精能化气；同样，气也会伤于五味。以食物的嗅觉和味觉来区分阴阳，味厚的食物属于阴，重浊的食物进入人体以后从下身的孔窍排出；气烈的食物属于阳，轻而清的食物进入人体以后从上体的孔窍排出。所以说，味厚的食物属于阴，味薄的食物属于阴中之阳。气烈的食物为阳，气薄的食物属于阳中之阴。味厚的食物能够涌泄，味薄的食物则通利孔窍。气薄的食物能发泄，气厚的食物则发热。所以说，大火会消耗营气，小火能生发卫气，也就是说，壮火耗气，小火产气。以药物的气味来分别，气味辛甘有发散的作用的药物为阳，酸苦具有涌泄作用的药物为阴。

《神农本草经》中药物有四气、五味。药物的四气是寒、热、温、凉；药物的五味是辛、甘、酸、苦、咸。这就是药物的阴阳：寒凉属于阴，寒为阴中之阴，凉为阴中之少阴；温热属于阳，热为阳中之阳，温为阳中之少阳。药物的五味辛、甘、酸、苦、咸的阴阳是：辛甘发散为阳，酸苦咸涌泄为阴，淡附于阳。药物有有毒、无毒的区别，无毒为上品，小毒为中品，大毒为下品。药物有升降沉浮，这是说药物进入人体以后的作用部位有一定的趋向性，升浮为阳，沉降为阴。比如：诸花皆升，旋覆独降，一般来说轻清的花类药材俱有升浮的趋向，如菊花、金银花等，只有旋覆花能化痰降气，有沉降肺气、治疗咳嗽上气的功能，类似的还有槐花、灵霄花等；诸子皆降，蔓荆独升，一般来说种子类药材俱有沉降的趋向，如萝卜子、葶苈子等，只有蔓荆子是升浮的，蔓荆子可治疗头面的疾病，当然类似的还有苍耳子等。

药物的制剂也有阴阳，涉及七情和合、君臣佐使等。《神农本草经》奠定了中药学的基础。

3. 药物与食物的关系

前面我们说了药食同源。这是因为万物皆有阴阳属性，均能用来调节人体的阴阳。

世界各国都有传统医药，只不过有的已经失传，有的已经式微。印度的阿育吠陀医学与中国传统医药同属哲理医药的体系。

唐代孙思邈《千金翼方》中说："论曰：有天竺大医耆婆云：天下物类皆是灵药，万物之中无一物而非药者，斯乃大医也。"古天竺，今印度也。在汉语中60岁以上称耆，耆婆是一位60多岁的印度女医生。

在李时珍的《本草纲目》中，水土草木、粥饭、菜肴皆能入药。

《素问・脏气法时论》说："毒药攻邪，五谷为养，五果为助，五畜为益，五菜为充，气味合而服之，以补精益气。"

药性强烈的药物是用来攻伐邪气的；米、小豆、麦、大豆、黍五谷是人类的主食；枣子、李子、杏子、栗子、桃子五果是辅助的食品，牛、犬、羊、猪、鸡五畜有补益血气的作用，葵、韭、薤、藿、葱五菜有疏通胃肠的作用。

万物皆有性，是药三分毒，用药要适度。《素问·五常政大论》载："病有新久，方有大小，有毒无毒，固宜常制矣。大毒治病，十去其六；常毒治病，十去其七；小毒治病，十去其八；无毒治病，十去其九。谷肉果菜，食养尽之，无使过之，伤其正也。"

病有新久，方剂有大小，药物有有毒无毒，所以用药要符合自然的规律：用药性强烈的药物治病，病减去六分，便不能再用了；一般的药物治病，病去其七分；药性小的药治病，病去其八分；用药性最平和的药物治病，也不过十去其九分；其余要用谷肉果菜、饮食来调养善后，用药不能过度，免伤其正气。

药性越强烈的药物，其偏性也就越大，一旦破坏了人体的生态环境，再要恢复将是个长期的过程。

古人对于中药的认识有一个逐渐深入的过程。被《神农本草经》列为上品的矿石类药物中，水银就属于国家规定只能适量外用不可内服的毒性中药。被列为中品的雄黄也为有毒中药，严格控制其用法用量。现代研究已证实：朱砂遇火会析出水银，雄黄遇火会析出剧毒的砒霜。

4. 药物的炮制和应用

药物临床和炮制是一个长期实践的过程。

至少在战国时代，扁鹊治疗腠理之疾的方法还停留在药熨的阶段。

《刺法》说："无刺熇熇之热。"《伤寒论》说："太阳中风，脉浮紧，发热恶寒，身疼痛，不汗出而烦躁者，大青龙汤主之。"大青龙汤由麻黄、桂枝、甘草、杏仁、石膏、生姜、大枣组成，可用于治疗高热无汗而烦躁的病证。

《刺法》说："无刺漉漉之汗。"《伤寒论》说："伤寒，脉浮滑，此表里俱热，白虎汤主之。"白虎汤由石膏、知母、甘草、粳米组成，可用于治疗大汗不止的病证。

《灵枢·始终》说："少气者，脉口人迎俱少而不称尺寸也。如是者，则阴阳俱不足，补阳则阴竭，泻阴则阳脱。如是者，可将以甘药，不可饮以至剂。"《伤寒论》说："伤寒脉结代、心动悸，炙甘草汤主之。"少气者，脉口人迎俱少而不及尺寸。这就是《伤寒论》中的脉结代，脉结是前后脉动相连如结，脉代是脉动脱失，两者互见属于阴阳两虚。炙甘草味甘，配人参、桂枝、附子能振奋心阳，配阿胶、麦冬、麻仁滋心之阴，为治疗阴阳两虚之剂。

传统医药学是由长期医疗实践积累起来的。从祝由，到汤液、醪酒，从灸焫到砭石，从针刺到药物。张仲景在《伤寒论》自序中说："上古有神农、黄帝、岐伯、伯高、雷公、少俞、少师、仲文，中世有长桑、扁鹊，汉有公乘阳庆及仓公。"黄帝离开张仲景有三千来年，被称为上古。

张仲景的《伤寒论杂病论》是中医药临床的第一部经典著作，其理论与《黄帝内经》一脉相承。而《黄帝内经》则是一部中国古代医药的“百科全书”和奠基之作。

这是值得我们自豪的文化自信。

**附：相关考古**

1. 关于布帛的考古

文字和布帛又成了后人质疑《黄帝内经》的焦点，中国人将黄帝尊为人文始祖。认为中华的文明只有五千年，五千年以前哪来的布帛、良方。

草鞋山文化遗址作了回答。草鞋山第十层发掘出了三小块碳化纺织品残片，这是我国迄今所知年代最早的纺织品实物。经上海市纺织科学研究院、原上海市丝绸工业公司鉴定认为纤维原料可能是野生葛，属于纬线起花的罗纹编织物，花纹为山形和菱形，距今 7 000 多年。

贾湖文化遗址也作了回答。中国科学技术大学于 2016 年 12 月 24 日发布消息：该校学者研究发现 8 500 年前丝织品的生物学证据，将中国丝绸出现时间提前了近 4 000年。这一成果由该校科技史与科技考古系龚德才教授的研究团队研究发现，刊登在国际学术期刊 *Plos One* 上。据悉，河南中部地区贾湖遗址的两处墓葬人遗骸腹部土壤样品中，检测到了蚕丝蛋白的残留物。根据遗址中发现的编织工具和骨针综合分析，8 500 年前的贾湖居民可能已掌握基本的编织和缝纫技艺，并有意识地使用蚕丝纤维制作丝绸。遗憾的是没有找到实物，只是一种推测。

2. 关于文字的考古

文字的形成在中国已经历了一个缓慢而长期的发展过程,其源头甚至可追溯到 8 000 年前。文字学家研究认为,河南省的新石器时代墓穴中发现的龟壳上的契刻痕迹是最终演变成汉字已知的最早前身。

香港中文大学饶宗颐曾对贾湖契刻进行了深入考证,认为"贾湖刻符为汉字来源的关键性问题提供了崭新的资料"。北京大学历史系古文字学家葛英会也认为"这些符号应该是一种文字"。也有的学者认为贾湖契刻的发现为商代甲骨文的历史源头探索提供了可靠的证据。

3. 关于口语

人类的历史是先有语言后有文字,在文字形成之前,人类是用口语来传承历史的。世界各国概莫能外。希腊的《荷马史诗》、西藏的《格萨尔王》最早都是口述的,中国的医术可能也是如此。

《灵枢·口问》中说:"黄帝闲居,辟左右而问于岐伯曰:余已闻九针之经,论阴阳顺逆六经已毕,愿得口问。岐伯避席再拜曰:善乎哉问也,此先师之所口传也。"黄帝闲居时,支开了左右的随从对岐伯说:我已经知道了《九针》经、《论阴阳顺逆经》的六卷经典,想得到《口问》。岐伯离开坐位行礼说:问得真好啊,这是死去的老师所口传的。

《口问》就是以口语相传的古医经。《九针》《论阴阳顺逆经》则是写在竹简上的古医经。

还有何证据呢？

中央电视台曾经播出过四川凉山彝族的毕摩文化，毕摩就是彝族的巫师。毕摩多系父子相传。节目展示了保存了2 000多年的古经书。古经书用竹片捆着，经书所用的文字是一种音节文字，内容涉及宗教、农业、医学等诸方面。毕摩在彝族中的地位是受人尊敬的。音节文字本身没有意义，经书的原意是在毕摩父子之间以口相传的。毕摩古经书，堪称上古文化的活化石。

《内经》中引用了十多部古医经，这些医经都是用口语传承的。

《史记・老子韩非列传》记载了老子口传《道德经》的历史。老子是周朝国家图书馆的馆长，掌握了不少上古经典著作。《灵枢・玉版》说，圣人提出对付痈疽的方法是不让其化脓，这个方法被著于玉版上。可是《黄帝内经》并没有收载这个良方。

# 第二讲　古人诊病的思维

在讲这个话题之前，我们不妨先简略地回顾一下西医诊病的方法和步骤。一般而言，凡是发热的患者要测量体温，上呼吸道感染的要检查咽喉、鼻子，大部分患者都要做一个血常规检查，肺部感染的要拍个胸部X线片或做个CT检查，腹痛腹泻的要化验大便，小便异常的要化验小便，肝胆不适的要做个B超检查，脑、脊髓的疾病要做个CT或核磁共振检查等。医生根据检验检查得到的数据与标准比对，才能对疾病作出准确的诊断。所以现代医学已进入了标准医学、数字医学或者信息医学的时代。

那么，中医是如何诊病的呢？其实现代的中医诊断疾病的方法跟西医没有大的不同：测量体温，检查口腔、咽喉，血、尿、粪三大常规检验，X线片、B超、CT、核磁共振等。中医医生根据检验检查得到的数据与标准比对后，才能作出相应的诊断。

这就是标准化——西医和现代中医诊病的“标准动作”。

但在20世纪50年代初期或更早，中医是个体劳动者，中医诊所里只有一支体温表浸在75%的酒精之中，遇到发热的患者先要测量体温，然后诊一下脉搏，有的还有一台血压计，可以测一下血压。诊所里没有检验的设备。诊断工具就是医生的五官和手指，那就是眼看、耳听、鼻闻、口问、手切，通过望、闻、问、切来收集患者的各种信息。

那么古人是以什么作为诊病标准的呢？

## 第一节　识平人

平人就是阴阳平衡的健康人。以平人为标准来诊病，这是古人的大智慧。

### 一、平人的标准

《灵枢·始终》说："所谓平人者不病，不病者，脉口人迎应四时也，上下相应而俱往来也，六经之脉不结动也，本末之寒温之相守司也，形肉血气必相称也，是谓平人。"

平人就是没有疾病的人。平人的标准有五个：①脉搏与四时相应，即《素问·平人气象论》所说的"春胃微弦，曰平……夏胃微钩，曰平……长夏胃微软弱，曰平……秋胃微毛，曰平……冬胃石曰平"；②脉搏的来与去相应；③左右寸关尺三部的脉搏匀称；④身体和四肢的温度一致；⑤形体和血气相称；⑥微胖者阳气不虚，稍瘦者阴气不虚。

## 二、平人的脉象

《素问·平人气象论》说："黄帝问曰：平人何如？岐伯对曰：人一呼脉再动，一吸脉亦再动，呼吸定息脉五动，闰以太息，命曰平人。平人者不病也。常以不病调病人，医不病，故为病人息以调之为法。"平人的呼吸每分钟在15～16次，一呼二动，一吸二动，呼吸之间脉动5次。测算下来平人的脉搏每分钟在75～80。这与现代医学的标准基本是一致的。

《素问·灵兰秘典》说："心者，君主之官也，神明出焉……故主明则下安，以此养生则寿，殁世不殆，以此为天下则大昌。主不明则十二官危，使道闭塞而不通，形乃大伤，以此养生则大殃，以为天下者，其宗大危，戒之戒之。"在五脏中，心是相当于君主的器官，具有主宰生命的力量，所以君主清明，则下属的各个器官平安，这样去养生就能长寿，这样去治理天下，就能昌盛。君主昏聩，则下属的各个器官危险，血气的道路会闭塞不通，形体就会受到重大的伤害，这样去养生就会有大祸殃，这样去治理天下，其宗室就保不住了。

《素问·六节藏象论》说："心者，生之本，神之变也，其华在面，其充在血脉，为阳中之太阳，通于夏气。"心是生命的本原，是精神发生变化的原因。心之荣华体现在面部的色泽，心健则血管充盈又有弹性。心属于阳中之太阳，与四季中的夏气相通，主人之“长”。

《素问·脉要精微论》说：“夫脉者，血之府也。”任何疾病都有个萌芽期，萌芽期的病变无不始于毛细血管的病变；胃炎、肝炎、肾炎、肺炎、心肌炎等，无不始于微循环的障碍。水血同源，出则为水，入则为血，水溢为肿，肿则循环障碍，局部出现病理反应。只不过萌芽期的疾病我们常常无明显异常感觉。

《素问·五藏生成》说：“夫脉之大小滑涩沉浮，可以指别，五脏之象可以类推。”这就是说，从脉搏的信息中我们可以得到五脏的气血信息。这就是脉诊的科学依据。

## 三、病脉

《素问·平人气象论》又说：“人一呼脉一动，一吸脉一动，曰少气。人一呼脉三动，一吸脉三动而躁，尺热曰病温，尺不热脉滑曰病风，脉涩曰痹。人一呼脉四动以上曰死，脉绝不至曰死，乍疏乍数曰死。”

1. 少气脉

一呼一动，一吸一动，呼吸之间脉三动的属于少气脉，每分钟脉搏在 45～48 次，少气是真气衰弱的意思。

2. 躁脉

人一呼脉三动，一吸脉三动，呼吸之间脉七动的属于躁脉，每分钟脉搏在 105～112 次的名躁脉，躁是躁动不安的意思。

这种情况可分为三种：尺肤热的属于温热病，尺肤不热脉滑利的为风病，脉涩的为痹病。

3. 危脉

有三种属于躁脉属于病危：①特别数的脉，脉一呼四动、一吸四动以上，呼吸之间脉九动以上的，即每分钟脉搏在135～144次；②摸不到的脉；③忽快忽慢的脉。

## 四、脉诊的发展

中医的脉诊有一个从繁到简的过程。

1. 三部九候法

在上古时，脉诊要揆度天、地、人三个部位：天脉在头部，分别为左右额动脉，左右耳前动脉，左右颊动脉；地脉在下，分别为左右足五里穴动脉，左右箕门穴动脉，左右太溪穴动脉；人脉在手，分别为左右寸口动脉，左右神门穴动脉和左右合谷穴动脉。以上合称三部九候，这个脉诊的方法比较复杂。

2. 脉诊的简化

《素问·五藏别论》说："帝曰：气口何以独为五脏主？岐伯曰：胃者，水谷之海，六腑之大源也。五味入口，藏于胃，以养五脏气。气口亦太阴也，是以五脏六腑之气味，皆出于胃，变见于气口。"大意是，黄帝问：气口为什么能反映五脏的盛衰呢？岐伯回答说：胃主纳，是六腑（胃、胆、大肠、小肠、膀胱、三焦）的最大的食物来源，食物经过口腔，进入胃，在胃肠道中液化产生营卫二气，能营养五脏。气口属于太阴脾经的络脉，既然五脏六腑的营养都出自于胃，五脏的盛衰亦可以通过胃气反映到气口的脉搏之中。

3. 独诊气口

这可能是岐伯的创造。

气口始于手掌后端的鱼际穴。医生用三指诊脉，三指的距离约等于1寸（同身寸，相当于患者食指中节）。所以又叫寸口。

诊脉时医生以中指按住桡骨茎突边的动脉，中指候关脉、无名指候寸脉、食指候尺脉。左手寸口脉分别反映心、肝、肾和阴血的健康信息；右手的寸口脉反映的是肺、脾、三焦和阳气的健康信息。

古代没有钟表，医生用通常用自己平稳的呼吸来测量脉搏，这是极具智慧的。

## 第二节 断胃气

中医认为，胃气是生命的标准。《素问·平人气象论》说：“人以水谷为本，故人绝水谷则死，脉无胃气亦死，所谓无胃气者，但得真脏脉，不得胃气也。”又说：“平人之常气禀于胃，胃者，平人之常气也，人无胃气曰逆，逆者死。”胃气是胃和小肠的功能活动的产物。

## 一、气的概念

气是什么？如果我们将手置于半明半暗的地方，轻轻地移动手掌，就可以看到有5道光影从手指的顶端射出，这光影会跟着手指的移动而移动，这就是气。气是一种具有能量的物质。中医的气并不是呼吸之气，而是在先天之气的基础上，由饮食中的精微物质和呼吸之气相结合而生成的精微物质，也叫真气。所以《内经》有“真气者，所受于天，与谷气并而充身者也”之说，这里的“天”指的是先天的肾气、后天的呼吸之气，“谷气”就是饮食中的精微物质。这是中医特有的概念。

气是一种能量。《灵枢·决气》说：“上焦开发，宣五谷味，熏肤、充身、泽毛，若雾露之溉，是谓气。”“上焦开发”，上焦为心肺，上焦开发是说心肺是气的泵，有宣发气的功能；“宣五谷味”，是说气的主要成分是由饮食得到的精华物质得到宣发；“熏肤、充身、泽毛”，是说气是一种能量，有滋养肌肤、充实身体、润泽毛发的作用；“若雾露之溉”，是说这气就像雾露一样灌溉着全身；“是谓气”，这就是气。

## 二、气的分类

《内经》中有多种气的概念，包括原气、营气、卫气、真气、宗气。下面我们逐一讨论。

1. 原气

原气是指人体生来就有的气化物质的功能。原气隶属于肾阳，是与生俱有的藏于肾的功能，所以中医称肾为先天之本。

原气是气的根源。在人出生以后，原气还需要得到食物精微的滋养和补充，由于食物的消化、吸收的功能主要依靠脾胃来完成，所以中医称脾胃为后天之本。

2. 营气和卫气

《灵枢·营卫生会》说："人受气于谷，谷入于胃，以传于肺，五脏六腑，皆以受气，其清者为营，浊者为卫，营在脉中，卫在脉外，营周不休，五十而复大会。阴阳相贯，如环无端。卫气行于阴二十五度，行于阳二十五度。分为昼夜。故气至阳而起，至阴而止…… 黄帝曰：愿闻营卫之所行，皆何道从来？岐伯答曰：营出于中焦，卫出于下焦……黄帝曰：善！余闻上焦如雾，中焦如沤，下焦如渎，此之谓也。"

人的气来自饮食，食物进入胃肠，小肠是营养物质吸收的场所。肺通过呼吸散布其精华，人的五脏六腑都受到气的滋养。气中物质也分阴阳：其中清明的物质叫营气，属于阴；混浊的物质叫卫气，属于阳。营气在经脉中循环，卫气在经脉外运行，日夜不停，每五十周时营气与卫气相会一次。人体的阴阳十二经络是相互贯通的，就像圆环一样没有端口。卫气行于阴经二十五周，行于阳经二十五周。人睡醒时卫气开始运行，至夜而止……黄帝问：营卫的道路从哪里来？岐伯答：营出于中焦，卫出于下焦……黄帝说：是的！我听古人说上焦如雾，中焦如沤，下焦如渎，就是这个道理。

营气与卫气都是饮食中吸收到的精华，食物在小肠中经过原气的蒸腾，生成了阴阳二种物质，清澈者为营气，重浊者为卫气。所以，《素问·灵兰秘典论》说："小肠者，受盛之官，化物出焉。"

（1）营气。营气行于经脉之中。《灵枢·邪客》说："营气者，泌其津液，注之于脉，化以为血，以荣四末，内注五脏六腑，以应刻数焉。"营气进入血管，是血液的营养成分之一。

（2）卫气。《灵枢·邪客》说："卫气者，出其悍气之慓疾，而先行于四末，分肉、皮肤之间，而不休者也。昼日行于阳，夜行于阴，常从足少阴之分间，行于五脏六腑。"这就是说，卫气是强悍而迅疾的，先行于四肢的分肉、皮肤之间，而不休止。白天行于阳经，夜间行于阴经，通常从足少阴肾经进入五脏。

（3）卫气的功能。卫气有随太阳的兴衰而兴衰的特点，所以又叫阳气、人气。

《素问·生气通天论》说："阳气者，若天与日，失其所则折寿而不彰，故天运当以日光明，是故阳因而上，卫外者也。"意思是说，人体的阳气好比天上的太阳，阳气离开其位置，就会减少人的寿命，使生命得不到彰显。天气的运行依靠的是太阳的能量。因此，卫气是人体外周的屏障，有卫外的作用。

《灵枢·本脏》说："卫气者，所以温分肉，充皮肤，肥腠理，司开阖者也。"意思是说，卫气维系着人的体温，负责毛孔的开合、天人的交通。

(4) 营气的阴阳。《灵枢·营气》说："营气之道，内谷为宝。谷入于胃，乃传之肺，流溢于中，布散于外，精专者行于经隧，常营无已，终而复始，是谓天地之纪。故气从太阴出，注手阳明，上行注足阳明，下行至跗上，注大指间与太阴合，上行抵髀……此营气之所行也，逆顺之常也。"这里提出了"精专"的营气。只有精专的营气才进入血管，循环不止。一般的营气只能传之于肺，与大气、卫气相结合成为宗气或者真气，流溢于体内，布散于体表，行于血管之外。

《灵枢·营气》说的是，营气之行始于手太阴(肺经)—手阳明(大肠经)—足阳明(胃经)—足太阴(脾经)—手少阴(心经)—手太阳(小肠经)—足太阳(膀胱经)—足少阴(肾经)—手厥阴(心包经)—手少阳(三焦经)—足少阳(胆经)—足厥阴(肝经)—复归于手太阴(肺经)。这不是血液循环，而是营气在经络中的路径。

3. 真气

《灵枢·刺节真邪》说："岐伯曰：真气者，所受于天，与谷气并而充身也。”也就是说，真气是人的先天之气与吸入的自然界的轻清之气和食物中的精微物质合并而成，然后充实到身体之中。

《素问·离合真邪论》说：“真气者，经气也。”即认为真气是经络中运行的气。

《灵枢·营卫生会》则描述了气的“形象”——上焦如雾。是说真气通过心肺（上焦）像雾露一样灌溉到全身各处，它是生命的护卫者。

4. 宗气

《灵枢·邪客》说：“故宗气积于胸中，出于喉咙，以贯心脉而行呼吸焉。”即认为宗气位于胸中气海穴，有司呼吸、贯心脉、行血气的作用。所以，营卫之气、真气与宗气是相通的。

《灵枢·刺节真邪论》说：“宗气留于海，其下者注于气街；其上者，走于息道。”认为宗气停留在气海，向下注入气街，向上走呼吸道。

总之：营气、卫气、真气、宗气，都离不开原气的蒸腾作用，原气是诸气的发源地。营气、卫气都来自饮食，在小肠中经原气蒸腾作用而成，其中清者为营、浊者为卫。营气行于经脉之中，精专的营气是血液的营养成分；卫气由于心肺的开发作用，其行慓悍充实于经脉之外的四肢，分肉、皮肤之间，具有温煦脏器、保卫肌表的作用。真气来源于宗气和水谷之气，真气运行于经脉，宗气位于气海；宗气能司呼吸而行血脉，宗气注入经脉便是真气。

5. 胃气

人的气从全身的毛孔中喷涌而出，旋转向上，在人体周围形成一道致密的屏障。人的气来自饮食，胃主纳，为水谷之海。中医将胃主受纳的功能简称为胃气。

怎么理解胃气的存在呢？

（1）胃气在脉诊中的表现。医生诊脉时，在医生的手指下与患者的皮肤之间各自形成二层薄薄的“气垫”，在“气垫”的缓冲下脉搏显得平和有序，这就是胃气。

我们可以做一个简单的“试验”。拿一根橡皮筋，先用手指轻轻按压，并记住这种感觉。然后在橡皮筋上盖一张餐巾纸，再用手指去按压橡皮筋，手指的感觉是不是和缓不少？胃气就是使脉象缓和的气。

《素问·平人气象论》说：“人以水谷为本，故人绝水谷则死，脉无胃气亦死，所谓无胃气者，但得真脏脉，不得胃气也。”如果患者没有胃气，患者的脉搏直接暴露在医生的指下，那就是真脏脉。人没有了胃气，离死亡也就不远了。

（2）胃气在望诊中的表现。医生望面色时，人的面部有胃气相隔，所以色泽含而不露。《素问·脉要精微论》说：“夫精明五色者，气之华也。赤欲如白裹朱，不欲如赭（赭者，赤紫无光）；白欲如鹅羽，不欲如盐（盐者，白而无泽）；青欲如苍璧之泽，不欲如蓝（蓝者，蓝而无光）；黄欲如罗裹雄黄，不欲如黄土（黄土者，枯而无光）；黑欲如重漆色，不欲如地苍（地者，苍而无泽）。五色精微象见矣，其寿不久也。”没有了胃气，面色就直接暴露在外，这就叫夭色。是死亡的征兆。这就是人以胃气为本的原因。

但是，由于现代中医临床已经有了许多现代医学仪器，所以用胃气来判断生死的意义并不大，有时仅用作判别疾病预后的依据之一。

## 三、气的本质

《素问·上古天真论》说：“肾者主水，受五脏六腑之精而藏之。”这里的水是广义的，泛指身体中一切流动的物质。

《灵枢·营卫生会》说：“黄帝曰：夫血之与气，异名同类。何谓也？岐伯答曰：营卫者，精气也，血者，神气也，故血之与气，异名同类焉。”气血同源，营气、卫气均为水液气化而成。在中医看来，这些“水”的交汇场所是经络中的孙脉。孙脉相当于动脉、淋巴、静脉进行微循环的场所，离开血管为水，进入血管为血。

毫无疑问，气是人体生命的重要指标。但是，气很小，人的肉眼根本看不到，人们又不能从解剖中找到气道与经络的实体。所以，探索人气的道路对气的理论来说就具有特别重要的意义。

### 四、气与脉

血管在中国传统医学中名为脉。《灵枢·决气》说："壅遏营气，令无所避，是谓脉。"从这个意义上说脉就是血管。故《素问·痿论》说："心主身之血脉。"《素问·五藏生成》说："诸血者，皆属于心。"说明古人也认为心是血液流行的动力。

## 第三节 辨阴阳

第三个健康标准，那就是阴阳。

阴阳是中国古人的天地观，属古代哲学的范畴，阴阳学说根植于道学。

### 一、阴阳与道学

1.《道德经》之"道"

汉字的特点是一字多义。道，这个字在汉语中有多种解释。比如：道路、道理、方法等。《辞海》1985 年版就收载了"道"的 15 条信息。

这里的"道"字属于第三条：宇宙万物的本原。《道德经·二十五章》记载："有物混成，先天地生，寂寞，独立不改，周行不殆，可以为天下母，吾不知其名，字之曰道。"这段话可以分成四个层次来理解。

(1)“有物混成”。在无垠的太空中有一个混乱组成的星云。“道”是一个巨大的星体。因为高温,星云上的物质都气化了,乱七八糟没有规律,所以说是混成。

(2)“先天地生,寂寞”。这个事情发生的时间在天地产生以前,宇宙中还没有太阳,月亮和其它行星,“道”在太空中显得冷落而孤独,故称寂寞。

(3)“ 独立不改,周行不殆”。道在太空中长期保持着独立而没有作出改变,沿着椭圆的轨道在太空中周行不止。

(4)“可以为天下母,我不知其名,字之曰道”。可以认为这个星云是地球的母体,我不知道它的字名,勉强地给它取名,叫“道”。

“道”,就是《道德经》为宇宙大爆炸所产生的物体所取的“名字”。

《道德经·一章》说:“道,可道,非常道;名,可名,非常名。”指的就是这件事情。“道”,是可以用语言描述的,但它不同于寻常的道,为物体命名是可以的,但它不是寻常的物体。

《道德经·二十一章》说:“道之为物,惟恍惟惚,惚兮恍兮,其中有象,恍兮惚兮,其中有物,窈兮冥兮,其中有精,其精甚真,其中有信。”意为“道”这个物体,看上去是模模糊糊的,让人看不真切,模糊之中可以看到有景像,模糊中可以看到有物体。在道的深处有精气在运动,这精气甚是真切，可以信验。

古人认为老子继承了黄帝的学说，合称为黄老之学。所以，在解释宇宙演变时《黄帝内经》和《道德经》是可以互释的。

2.《道德经》之“天地”

《道德经》形象地把天地产生的过程简化为“道生一，一生二，二生三，三生万物”13 个字。

（1）“道生一”。“一”是地球，“道”是地球的母体。“道”产生了地球，早期的地球是气化的，天地相连，渊面黑暗。古人称之为混沌世界。云与气相通，所以“道生一”，又叫“道生气”。

（2）“一生二”。“二”是阴阳。气分成了阴阳，产生了天地。随着温度的下降，气化的物质出现了分化，轻者上升，浊者下降，天地就这样出现了。这个过程也叫“一气生阴阳”。

《素问·阴阳离合论》说：“天为阳，地为阴，日为阳，月为阴。”意思是说，阳的本意是天，是太阳、是白天，太阳是地球万物的能源；阴的本意是地，是月亮、是黑夜，月亮的潮汐作用形成了地球万物周期性的盛衰。

《道德经·四十二章》说：“万物负阴而抱阳，冲气以为和。”即认为地上的万物植根于地，取能于太阳，气的运动构成天地的和谐。

这个观点是很科学的。

《素问·阴阳应象大论》说："清阳上天，浊阴为地。"也就是说，轻清的阳性物质升上了天，重浊的阴性物质下降归属于地。

《素问·阴阳应象大论》又说："故积阳为天，积阴为地。阴静阳躁，阳生则阴长，阳杀阴藏。阳化气，阴成形。"意思是说：地上的阳气积聚成为天，地上的阴气积聚成为地；地是安静的，天是躁动的；天上的阳气生则地上的阴气长，天上的阳气收缩则地上的阴气收藏；阳气是肉眼看不到的物质，阴气是有形的物体。

《素问·阴阳应象大论》又说："故清阳为天，浊阴为地，地气上为云，天气下为雨。雨出地气，云出天气。故清阳出上窍，浊阴出下窍；清阳发腠理，浊阴走五脏；清阳实四肢，浊阴归六腑。"因此，清阳上升成为天，浊阴下降成为地；地上的水蒸腾上升成为云，天气下降又成为雨，所以说雨出自地气，云出自天气。天人相应：轻清的阳气从人上部的孔窍而出，重浊的阴气从人下部的孔窍而出；轻清的阳气从汗孔而出，重浊的阴气归至五脏（心、肝、脾、肺、肾）；轻清的阳气充实四肢，重浊的阴气归于六腑（胃、小肠、大肠、三焦、膀胱）。

《黄帝内经》巧妙地把哲学中的阴阳引申到了人体的生命运动之中，形象地诠释了人与天地相应，与日月相通的道理。用哲学来阐明人体的生命活动，这是中国古人的一大发明。

（3）“二生三”。“三”是水。《道德经·三十二章》：“天地相合，以降甘露。”即认为天地之间的阴阳相互交融，形成了雨露的降临。

《素问·阴阳应象大论》说：“地气上为云，天气下为雨。”认为水在天地之间的循环，沟通了阴阳，实现了天地的和谐。

（4）“三生万物”。三生万物，也就是水生万物。有了水，有了阳光，地球就产生了万物众生。这就是阴阳的由来。

《道德经·二十五章》说：“人法地，地法天，天法道，道法自然。”教导人们生活在地球上必需遵循天地的自然规律。《素问·阴阳应象大论》也说：“阴阳者，天地之道也，万物之纲纪，变化之父母，生杀之本始，神明之府也，治病必求于本。”

人体阴阳与天地阴阳是如何相对应的呢？

《素问·宝命全形论》说：“人以天地之气生，四时之法成。”即人因为天地的供给而得以维持生命，人的生命是依照春、夏、秋、冬四时的法则，形成了生、长、收、藏的生命节律。

《素问·六节藏象论》说：“天食人以五气，地食人以五味。五气入鼻，藏于心肺，上使五色修明，音声能彰；五味入口，藏于肠胃，味有所藏，以养五气，气和而生，津液相成，神乃自生。”大意是告诉人们，天供给人以五气，五气通过鼻子进入心肺，使人的脸色明朗，声音洪亮。地供给人辛、甘、酸、苦、咸五种滋味的食物，食物通过口腔进入肠胃，营养了人的卫气。人的气得到调和则生命巩固，人的体液得以充实，人的精神因此旺盛。

《灵枢·岁露》说："人与天地相参也，与日月相应也。"是说人的阴阳与天地的阴阳是相互参照的，人的阴阳与太阳、月亮的阴阳是相互对应的。

真是天地大宇宙，人生小宇宙。此或为天人合一论的原始版本。

在太阳和月亮中，太阳是起主要作用的。

阳气的向阳性。《素问·生气通天论》说："故阳气者，一日而主外。平旦人气生，日中而阳气隆，日西而阳气已虚，气门乃闭。是故暮而收拒，无扰筋骨，无见雾露，反此三时，形乃困薄。"大意是：所以，阳气，白天主管卫外。天亮时人从睡眠中苏醒，睁开双眼阳气应运而生，到中午时阳气达到兴隆，太阳西下时阳气已经虚弱，毛孔自行关闭。所以，入夜后卫外的阳气薄弱，不宜外出，不要扰动筋骨，不要触犯雾气和露水。违背了阳气的生、盛、衰的规律，形体就会遭到邪气的困扰。

《素问·生气通天论》还说："阴者，藏精而起亟也，阳者，卫外而为固也……凡阴阳之要，阳密乃固，两者不和，若春无秋，若冬无夏。因而和之，是为圣度。故阳强不能密，阴气乃绝；阴平阳秘，精神乃治；阴阳离决，精气乃绝。"

大意是：阴属于物质，阴的功能是贮藏精气以随时响应阳气；阳属于功能，阳的功能是抵御外邪巩固生命……总之阴阳的关键是，阳气密固生命才能巩固，阴阳不能和谐，就好比一年四季只有春季没有秋季，只有冬季没有夏季。阴阳的和谐，是神圣的法度。所以，阳气亢强不能密固，阴气就会灭绝；阴气充盈阳气密固，人的精与神才能得到治理；阴阳分离决绝，精气由此灭绝。

那么人体的阴阳与月球的阴阳又是如何相互对应的呢？

《灵枢·岁露》载："人与天地相参也，与日月相应也。故月满则海水西盛，人血气积，肌肉充，皮肤致，毛发坚，腠理郄，烟垢著。当是之时，虽遇贼风，其入浅不深。至其月郭空，则海水东盛，人气血虚，其卫气去，形独居，肌肉减，皮肤纵，毛发残，腠理薄，烟垢落，当是之时，遇贼风则其入深，其病人也卒暴。"这段经文告诉人们：人与天地是相互参照的，与日月是相互对应的。月圆的时候，人的气血受到潮汐作用的影响，气血旺盛，肌肉充盈，皮肤致密，毛发坚强，毛孔的收合自如，人的肤色含蓄而不外露。在这个时候，虽然遇到不正常的气候，对人的伤害浅而不深。等到没有月亮的时候，人的气血如同海水一样落潮而虚弱，这时候卫气已经进入内脏，体表没有了护卫，肌肉的温度减低，皮肤松弛毛孔张开，此时毛发残缺，毛孔闭合不严，色泽外露，这个时候遇到不正常的气候，病邪能深入人的体内，使人突然重病。其养生意义，至今仍然非常重要。

《灵枢·阴阳系日月》说："且夫阴阳者，有名而无形，故数之可十，离之可百，散之可千，推之可万，此之谓也。"阴阳是哲学中的一对范畴，比如：天和地、日和月、水和火、热和冷、硬和软、高和低、大和小、男和女、表和里、血和气、灵与肉、虚与实等。阴阳是相互对立统一的、相互关联的，阴阳是有名无形的。

## 二、阴阳与医学

《素问·阴阳应象大论》说："故天地者，万物之上下也。阴阳者，血气之男女也；左右者，阴阳之道路也；水火者，阴阳之征兆也。阴阳者，万物之能始也。故曰：阴在内，阳之守也；阳在外，阴之使也。"它说的是，天地上下是万物生存的根本。如果以气血论阴阳，气为阳、血为阴；如果以左右论阴阳，右为阳、左为阴；如果以水火论阴阳，水为阴、火为阳。阴阳可以用来诠释一切生命现象。总之，阴气在内，是阳气产生的源泉；阳气在外护卫着阴气。

所以，阴阳是诊治疾病必须寻找的根源。

### 1. 用阴阳诠释病理

《素问·阴阳应象大论》说："阴胜则阳病；阳胜则阴病；阳胜则热，阴胜则寒；重寒则热，重热则寒。寒伤形，热伤气；气伤痛，形伤肿。故先痛后肿者，气伤形也；先肿后痛者，形伤气也。风胜则动，热胜则肿，燥胜则干，寒胜则浮,湿胜则濡泻。""天有四时五行,以生长收藏,以生寒暑燥湿风;人有五脏化五气,以生喜怒悲忧恐。故喜怒伤气,寒暑伤形,暴怒伤阴,暴喜伤阳。厥气上行,满脉去形。喜怒不节,寒暑过度,生乃不固。"

人体的阴阳应该维持动态的平衡。阴偏盛则阳病,阳偏盛则阴病。

如果以寒热来论阴阳:热属于阳,阳性热,所以阳偏盛的病就会发热;寒属于阴,阴性寒,所以阴偏盛的病就会畏冷。按照物极必反的原理,寒到极点的时候会产生发热的假象,热到极点的时候会产生畏寒的假象。

如果以肿和痛来论阴阳:气不通则痛,痛属于阳,肿属于形体受损,肿属于阴;寒为阴邪会伤害人的阳气,热为阳邪会伤害人的阴气。阳气受损则气血不通会产生疼痛,形体受损则血液滞留而产生肿胀。临床中痛和肿常常互见:先痛后肿的疾病,为阳气伤及形体;先肿后痛的疾病,为形体伤及阳气。

如果以风、热、燥、寒、湿五种气候来论阴阳:风为阳邪,性动,善变,风邪伤人则会产生动摇颤抖;热为阳邪,热邪伤人则肌肉红肿;燥为阳邪,燥邪伤人则津液干枯;寒为阴邪,寒邪伤人则皮肤浮肿;湿为阴邪,湿邪伤人则出现濡泻。

中医学理论中,将一年分为春、夏(长夏)、秋、冬四季,与木、火、土、金、水五行相互对应,形成春生、夏长、秋收、冬藏的规律，产生寒、暑、燥、湿、风五种致病的因子。人与天地是相应的，人有五脏，化生五气，形成喜、怒、悲、忧、恐五种情感。所以，喜怒伤人精气，寒暑伤人形体，暴怒伤阴，暴喜伤阳。气逆上行，如果过度充满血管，精神就会离开形体。所以喜怒不节制，寒暑不避忌，生命就不能巩固。

2. 用阴平阳秘诠释健康

前面我们已经从《素问·生气通天论》中知道：阴属于物质，阴的用途是贮藏精气随时响应阳气；阳属于功能，阳的作用是抵御外邪巩固生命……总之阴阳的关键是，阳气密固生命才能巩固，阴阳不能和谐，就好比一年四季只有春季没有秋季，只有冬季没有夏季。阴阳的和谐，是神圣的法度。所以阳气勉强不能密闭，阴气就会灭绝；阴气平均阳气密固，人的精与神才能得到治理；阴阳分离决绝，精气由此灭绝。

由此，我们可以确定阴阳的健康标准是阴平阳秘。正如《素问·生气通天论》所说："阴平阳秘，精神乃治。"

(1) 阴平。阴是阴气，是肉眼可见的物质。

日常生活中，以碗盛水，平碗之口盛水最多。这里的阴平应该是指物质充盈如平碗之口的盛水状。所以，阴平是指阴气充盈，处于随时可溢泻的状态。

《素问·上古天真论》说："肾者主水，受五脏六腑之精而藏之。故五脏盛，乃能泻。"

曾有位学法医的朋友读到这里笑着对我说："肾乃泌

尿之器，怎么贮藏精气呢？”

这是一种误解，中国传统医学中的心、肝、脾、肺、肾不只是解剖学中的脏器，而是五个生命系统。试以肾为例说明之。

《素问·上古天真论》说：“肾者主水，受五脏六腑之精而藏之。故五脏盛，乃能泻。”《素问·灵兰秘典》说：“肾者，作强之官，伎巧出焉。”《素问·阴阳应象大论》说：“肾生骨髓。”《素问·五藏生成》说：“肾之合骨也，其荣发也。”《素问·脉要精微论》说：“肾者，腰之府。”《灵枢·五阅五使》说：“耳者，肾之官也。”《灵枢·本输》说：“肾合膀胱，膀胱者津液之府也。”

综合起来，肾主水液的代谢、肾主藏精、肾生髓主骨、肾为腰之府，肾之合膀胱，肾开窍在耳。肾是一个重要的生命系统。以“肾主骨生髓”为例。《素问·阴阳应象大论》说：“肾生骨髓。”这里的“生”是滋生的意思，这一点从《素问·上古天真论》中可知：“肾者主水，受五脏六腑之精而藏之。故五脏盛，乃能泻。”五脏六腑的精华均注入到骨髓之中。现代医学证实这一论断是科学的。骨髓有红、黄二种：红骨髓是产生造血干细胞的场所，造血干细胞分化成各种幼红细胞；黄骨髓含有大量脂肪，脂肪进入关节腔，有滋润关节的作用，有助于肢体的运动。骨骼是人体最大的“钙仓库”，随时可以满足人体对钙的需求。“五脏盛，乃能泻”，是说心、肝、脾、肺、肾五个生命系统旺盛，生殖功能才会逐步成熟,肾气盛实,儿童齿更发长,肾气充足,女子月事以时下,男子精生而具有生育功能。肾气来自五脏六腑的精华,所以任何一个器官出了问题都会影响性腺的成熟。

阴虚为物质丢失,最明显的就是肌肉消瘦,因为饮食衰少则胃气衰弱,阳气无力抗邪则百病丛生。不管是癌症,还是糖尿病、肾病、肝病,大凡严重的疾病共见的现象就是不明原因的快速地消瘦、饮食减少。阴虚后,正常状态下的阴阳平衡就会被打乱。阴气虚则阳气偏盛,这时就会出现口干舌燥、手足心热等阴虚的症状。这是身体在"提醒"患者赶快补充阴液。

(2) 阳秘。"阳"是阳气,是胃气、卫气,阳气是人体功能活动的产物,阳气来自饮食。阳气是人体的屏障,所以阳气密固,生命才能得以巩固。

《素问·生气通天论》说:"阳气者,若天与日,失其所则折寿而不彰。故天运当以日光明,是故阳因而上,卫外者也。"大意是:阳气就像天上的太阳,没有太阳地球上的生物就会短命夭折,故以天气的运行当因太阳而光明,所以人的阳气在上,成为身体的屏障,是卫外也。

我们已经知道卫气的特点是跟着太阳的出落而兴衰。《灵枢·刺节真邪》说:"真气者,所受于天,与谷气并而充身也。"

阳气的实质是由水液气化而成的,每个人的饮食结构是不同的，体质也有差异，所以，每个人的阳气的密度是不同的。一般来说营养好的人，阳气的密固度大；营养差的人，阳气的密固度小。

阳气如果亢强不收，阴气会因此灭绝。所以，阴平阳秘，是生命的重要指征。

（3）阴阳是动态的。阴阳的动态关系，与人的饮食与消耗有关。

中国有句古话叫民以食为天。饮食是生存的第一要素。吃不饱人的胃气就少，抗病能力就会低下；穿不暖就不能抵抗寒冷，就会生病。

《素问・阴阳应象大论》说："年五十体重，耳目不聪矣。年六十阴痿，气大衰，九窍不利，下虚上实，涕泪俱出矣。"20 世纪五六十年代，那时候老人确是这样的，年近六十步履不稳，涕泪俱出，口齿不清，表情麻木。故有"人生七十古来稀"之说，能活到七十岁就是长寿了。

3. 用阴阳诠释年龄

《素问・上古天真论》说："女子七岁，肾气盛，齿更发长。二七而天癸至，任脉通，太冲脉盛，月事以时下，故有子。三七，肾气平均，故真牙生而长极。四七，筋骨坚，发长极，身体盛壮。五七，阳明脉衰，面始焦，发始堕。六七，三阳脉衰于上，面皆焦，发始白。七七，任脉虚，太冲脉衰少，天癸竭，地道不通，故形坏而无子也。丈夫八岁，肾气实，发长齿更。二八，肾气盛，天癸至，精气溢泻，阴阳和，故能有子。三八，肾气平均，筋骨劲强，故真牙生而长极。四八，筋骨隆盛，肌肉满壮。五八，肾气衰，发堕齿槁。六八，阳气衰竭于上，面焦，发鬓颁白。七八，肝气衰，筋不能动，天癸竭，精少，肾脏衰，形体皆极。八八，则齿发去。肾者主水，受五脏六腑之精而藏之，故五脏盛，乃能泻。今五脏皆衰，筋骨解堕，天癸尽矣。故发鬓白，身体重，行步不正，而无子耳。”

男女的生物节点是不同的，女子“七岁”为一个节点，男子“八岁”为一个节点。试逐条诠释如下。

(1) 女子七岁、男子八岁是人生的第一个生物节点。主要表现为乳齿的更换和头发的生长。营养不良的幼儿，乳牙更换会推迟，头发会萎黄、脆弱。

《素问·五藏生成》说：“肾之合骨也，其荣发也。”牙齿为骨骼的一部分，按期换牙为骨骼健康的标志。头发为血之余，发长色乌为血液健康的标志。

儿童期的营养对人的一生意义重大。儿童的饮食除了主食以外要补充足够的蛋白质和维生素。每天食用一个鸡蛋是最简单的方法。鸡蛋的营养最为完全；牙齿的生长与磷等微量元素相关，儿童每周应食用二三次鱼虾（海生的鱼虾更好）。

(2) 女子十四岁、男子十六岁是第二个生物节点。主要特点是男女的性器官开始成熟，表现为女子出现初潮、男子出现遗精。营养不良的青少年可表现为女子初潮年龄推迟、男子首次遗精年龄推迟。

因为生长的需求，大多数人青少年时期的食量都非常大。城市中的青少年要注意营养结构，防止营养过剩。脂肪一旦堆积，容易导致血管阻塞，各种疾病会随之而来。据医学报道，这几年高血压、糖尿病等“富贵病”都有年轻化的趋势。

另一方面，边远地区的青少年因为营养不良，导致发育迟缓，个子矮小，面色萎黄。中央政府在西部地区实行了对中小学生免费的营养餐，此事关系到一代人的命运。

(3) 女子二十一岁、男子二十四岁为第三个生物节点。主要表现为身体强劲有力和智牙的生长，营养不良的青年身体软弱无力、智齿生长延迟。

青春期精力旺盛，除了饮食、起居要有节外，还要控制欲念，保持精气的充盈。

(4) 女子二十八、男子三十二岁为第四个生物节点。主要表现为筋骨坚实、肌肉强健、头发长而柔软、身体盛壮，骨骼的充盈度到达了顶点。

过了这个生命期，食物中的钙质就不再进入骨骼。这就是说人的后半生的骨骼健康与前半生的饮食相关。

这个时期是事业与家庭的顶峰，要从容应对各种挑战。

(5) 女子三十五、男子四十岁为第五个生物节点。主要表现为：女子的阳明经脉衰弱，面色开始憔悴，头发出现脱落;男子的肾气开始衰弱,出现脱发,头发因为失去滋养而显得干枯。

健康开始走下坡路了,此时,要保全精气,不能挥霍浪费。冬季要适时进补,尽量用食补的方法增强体质。

(6) 女子四十二、男子四十八岁为第六个生物节点。主要表现为:女子头部的三条阳经都出现了衰弱,面部明显憔悴,头上出现白发;男子的阳气不能充盈到面部,面色憔悴,鬓发变白。人开始衰老了,心态要平和。春夏要养护人的阳气,不贪凉,常微汗;秋冬要维护人的阴气,不犯寒,冬至以后考虑适当进补,以增强卫气的功能。

(7) 女子四十九、男子五十六岁为第七个生物节点。主要表现为:女子的任脉虚弱,太冲脉衰弱而少,进入更年期,绝经后不能生育;男子的肝气衰弱,肝主筋,所以筋骨不利,性功能衰退而精少,形体的使用到达了极致。

更年期的女子急躁易怒、情绪不稳定,要用药物调摄阴阳;男子要补肾。

(8) 六十四岁为男子的第八个生物节点。主要表现为:牙齿掉,头发脱,五脏皆衰,筋骨懈怠无力,性腺萎缩,鬓发白,身体笨而行步不整,失去生育的能力。

《内经》中所述的生物节点是环绕男女性腺的生、长、壮、衰所展开的。

那么,女子四十九岁、男子六十四岁以后呢?

《灵枢·天年》中说:四十岁,五脏(心、肝、脾、肺、肾)

六腑（胃、小肠、大肠、胆、膀胱、三焦）十二条经脉，皆大盛而平定，腠理始疏（皮肤的纹理开始稀疏）、荣华颓落（头发颓落）、发鬓斑白、平盛不摇（不喜运动），故好坐。五十岁，肝气始衰，肝叶始薄（萎缩），胆汁始灭（减少），目始不明（肝开窍于目）。六十岁，心气始衰，苦忧悲，血气懈惰（无力），故好卧。七十岁，脾气虚，皮肤枯。八十岁，肺气衰、魄离，故言善误。九十岁，肾气焦，四脏（肝、心、肺、肾）经脉空虚。百岁，五脏（肝、心、脾、肺、肾）皆虚，神气皆去，形骸独居而终老矣。

原始社会以谷物为主食，蛋白质、脂肪的摄入量不足，因而人的胃气不强，所以，人的衰老来得快。

在新中国成立之前，中国人的平均寿命不到 50 岁。20 世纪 50 年代的人活到 60 岁，享受到退休的生活，那已是非常幸福的事情了。上世纪 60 年代逢自然灾害，食物缺乏，许多人患上了浮肿病。改革开放以后，人的积极性得到发挥，物质极大地丰富，食物充足，营养的丰富，直接提高了人的寿命，中国人的平均寿命超过 76 岁，进入世界前列。

如今 65 岁始称老，七八十岁的人手脚轻健、思维清晰的不在少数，行步不正、涕泪俱出者并不多见。

人体的阴阳决定于饮食，人体的消耗决定于活动的强度。人的饮食是不确定的，所以人的阴阳是动态的。

在农耕社会，人少地多，采用的是广种薄收的方法。

家中的粮食贮备不多，每到青黄不接的时候就会发生饥荒。战争和动乱会造成大量男性死亡，田地荒芜，死亡率就会上升。天气有不确定性，旱涝均能成灾，百姓衣食不周。这就是饮食不确定的原因。可以说人的阴阳每时每刻都在变化之中，高明的医生能及时调整失衡阴阳，这就叫治萌芽之疾、去皮毛之病，等到积久成疾，那就太晚了。

4. 用阴阳诠释胖瘦

《素问·三部九候论》说："帝曰：以候奈何？岐伯曰：必先度其形之肥瘦，以调其气之虚实，实则泻之，虚则补之。必先去其血脉，而后调之，无问其病，以平为期。"大意是黄帝问：如何诊察呢？岐伯说：形体的肥瘦是最直观的，根据肥瘦来调节其气的虚实，邪气盛的可以用泻法来调节，人气虚的可以用补法来调节，在调节之前先要治理其血脉，理气先调血。不用问什么疾病，实现阴阳的动态平衡为医生的终极目标。

如果以体重来论阴阳，身体质量指数（BMI）就是阴阳的指标。将体重（千克）除以身高（米）的平方就得到身体质量指数（BMI）。

BMI 在 18.5～23.9 为正常。

BMI 在 18.5 以下是瘦弱（阴虚），物质丢失属于阴虚，阴虚则阳气偏盛，故瘦人多阴虚，阴虚生内热；瘦人无内热者为正常。

BMI 在 24～27.9 为超重，28 以上是肥胖（阳虚）。肥人多痰浊，脂肥体胖，血管变长，阳气难以宣发至全身，故阳气虚，免疫力下降，故肥人多阳虚，阳虚畏风寒。反之，肥人不怕风寒者为正常。

然而，肥瘦也是辩证的。

肥胖是脂肪堆积的结果，脂肪为什么会堆积呢？这是因为能量的摄入大于消耗，能量用不了，身体就把它转化成脂肪，贮存在身体中等待需要时发挥作用。这是身体的本能，千万不要把脂肪视为洪水猛兽。脂肪是人体不可或缺的成分。首先脂肪是能量的一种贮备形式，人有时候会错过饭点，因为有脂肪的贮备，没有关系，人在有饮水的情况下没有食物可以维持 3～7 天，这就是脂肪的作用。脂肪能温暖肌肤、润泽皮肤，脂肪能网络内脏、防止内脏下垂或者移位，脂肪能润泽关节腔、使关节运动自如。只要腰部的脂肪不堆积，稍多一些脂肪是没有问题的。拒绝肥胖那就既要管住自己的嘴，又要迈开自己的腿，运动起来，把多余的能量消耗掉。这样就不会肥胖。

消瘦是失去脂肪的结果，脂肪为什么会消失呢？这是因为能量的摄入小于消耗，能量的储备不够。一般来说瘦人的卫气衰弱，手足凉，抗病能力低下，阴虚则阳亢，细胞失去水分，就会产生无菌性的炎症，比如口腔溃疡，还可见手足心热、面色潮红、头面汗出等。缺少脂肪的维系内脏就会下垂，缺乏脂肪的润泽关节就会磨损而疼痛。瘦的危害一点也不小于肥胖。瘦的“治理”并不难，就是增加能量的摄入，让皮下积聚一些脂肪。脂肪还可以营养皮肤肌肉、减少皱纹，让人显得年轻。

所以，“有钱难买老来瘦”是一种误解。不胖不瘦才是王道。

# 第三讲　古人治病的方略

## 第一节　注重阴阳总纲领

### 一、经文解读

《素问·阴阳应象大论》说："阴阳者，天地之道也，万物之纲纪，变化之父母，生杀之本始，神明之府也，治病必求于本。"又说："病之始起也，可刺而已，其盛，可待衰而已。故因其轻而扬之，因其重而减之，因其衰而彰之。形不足者，温之以气；精不足者，补之以味。其高者，因而越之，其下者，引而竭之；中满者，泻之于内。其有邪者，渍形以为汗；其在皮者，汗而发之；其慓悍者，按而收之；其实者，散而泻之。审其阴阳，以别柔刚，阳病治阴，阴病治阳，定其血气，各守其乡。血实宜决之，气虚宜掣引之。"其大意为：病开始的时候可用针刺来治疗，疾病鼎盛之时要等病势衰减后再用针刺。邪气轻浅的可扬之散之，病沉重的可减轻它。阴阳衰弱的可用补药彰显之。形体不足的，可以用气味强烈的药来温暖它，精气不足的可以用味道浓厚的药来补充它。病位高的，可以用呕吐、喷嚏的方法发越它；胃脘胀满的，可用泻法导引之；肌肉筋脉有病的，可用浸渍的方法，邪随汗出而病解；邪在皮肤的，可用汗法宣泄之；邪气慓悍的，可用按摩收敛它；病气盛实的，可以发散它，导引它。观察疾病的阴阳，来决定用药的刚柔，总之，病在阳的治其阴，病在阴的治其阳。辨别血气，同样离不开阴阳。血分盛实的宜疏导之，气虚的宜敛气固表。

上述之疾病鼎盛之时要等病势衰减后再用针刺的告诫很重要。

《灵枢·逆顺》说："刺法曰：无刺熇熇之热，无刺漉漉之汗，无刺浑浑之脉，无刺病与脉相逆者也。"其中的"熇熇"是烈火燃烧的样子，谓高热持续不退的患者不能用刺法(临证可仿仲景之法。《伤寒论》谓，"太阳中风脉浮紧，发热恶寒，身疼痛，不汗出而烦躁者，大青龙汤主之")；"漉漉"是为水慢慢渗出，谓大汗不止的患者不能用刺法(临证可仿仲景之法。《伤寒论》谓，"伤寒，脉浮滑，此表里俱热。白虎汤主之")；"浑浑"是含糊不清，医生临床时遇到脉象难以确定，这样的患者不能用刺法；病情与脉症相逆的患者，病情复杂让人无从下手，这样的患者不能用刺法。

刺法的原理是调整患者的阴阳，如果患者没有积极性可调，那就得用药。

《灵枢·始终》说："少气者，脉口人迎俱少而不称尺寸也，如是者，则阴阳俱不足，补阳则阴竭，泻阴则阳脱。如是者，可将以甘药，不可饮以至剂。如此者弗灸，不已者因而泻之，则五脏气坏矣。”其大意是：阳气衰弱的人，脉搏微弱不能应手，这样的人属于阴阳俱衰，若是补阳则阴气衰竭，若是泻阴则阳气虚脱，治疗这样的人可用味甘的药调理，味甘入脾，脾为后天之本，饮食正常则身体自能修复。不能给以重剂，不能用灸法，疾病没有痊愈而用泻法的，则五脏精气由此败坏矣。

对于那些不能“深之”的疾病，古人提出了如下治则：

1. 因其轻而扬之

什么病邪性轻呢？古人认为有风、寒、暑、湿、燥、火六种致病因子，其中风是最轻的，轻则伤人于上。《素问·太阴阳明论》说：“故伤于风者，上先受之。”这里的“上”是上身和浅表的意思，我们已经知道身体外有阳气护卫。所以《素问·太阴阳明论》又说：“故犯贼风虚邪者，阳受之。”风，终年皆有，四季不同，所以《素问·风论》说：“风者，善行而数变。故风者，百病之长也。至其变化，乃为它病也，无常方，然致有风气也。”

空气流动就是风，因为季节的不同风可以夹带不同的邪气，比如风湿、风燥、风热、风寒等。所以风又有“百病之长”的称谓。不管夹带什么邪气，风的性质是不变的。那就是轻，犯人之上和浅表，可以用“扬”的方法来治疗。这里的“扬”就是汗法。邪在腰以上可汗以祛之。运动汗出可以让风邪扬而散之，服汤液可以让风邪扬而散之，服草苏草荄之枝可以让风邪扬之。

2. 因其重而减之

什么病邪性重呢？那就是湿邪。《素问·阴阳应象大论》说："地之湿气，感则害人皮肉筋脉。"湿为水，水为阴，湿性重浊，临床多伤人之下部，多见足跗浮肿、下肢重滞、皮肤麻木、筋肉关节疼痛、腰背酸痛等。《素问·生气通天论》说："因于湿，首如裹。"湿在上，则头痛如裹。这是因为湿为阴邪伤人阳气，阳气被阻不能温煦经脉，水湿缠绵难愈。

3. 邪在腰以下，可利尿而减之

那就是用鹿衔草之属补肾利尿而祛风湿。湿在头面，除了汗法还可用灸焫治之，寒者热之，阳能胜阴也。

4. 因其衰而彰之

形不足者，温之以气；精不足者，补之以味。身体衰弱的可以用补法彰显其不足。形体衰弱的，此为阳气不足，可以用气味强烈的阳性药物来治疗，如干姜、肉桂之属。精气不足的可以用味道浓厚的阴性药物来补充它，如地黄、当归之属。

5. 其高者，因而越之

病位在上的，可以用吐法治疗。在古代误食毒物是常有的事情，吃到了腹中，怎么办？那就只有吐法了。如藜芦催吐法、烧盐探吐法，把毒物呕吐出去，可以减轻毒物的烈性。除了吐法，取嚏也属于越法，口不能言的也可用喷嚏的方法来发越它。

6. 其下者，引而竭之

六腑以通为用，小腹胀满的，可以导引它，促进其代谢。可以用针法或者推拿，也可用药物如萝卜子、陈皮之属。

7. 中满者，泻之于内

六腑以通为用，胃脘胀满又无上述之“阴阳不足”的，可用泻法治疗。泻法能消食导滞。这里的泻法包括针法和药物，针足三里、中脘等，内服大黄、芒硝之属。

8. 其有邪者，渍形以为汗

邪气在肌肉筋脉的，可以用药物浸渍的方法来治疗。药物借助于热量，在局部形成小的循环，病邪以汗的形式排出体外。

9. 其在皮者，汗而发之

邪气在皮肤的汗出可解。《素问·生气通天论》说：“体若燔炭，汗出而散。”古人注意到汗法有解热止痛的功能。如何用药物来解表退热，《黄帝内经》没有给出答案，其后的扁鹊也停留在渍法的阶段。真正破解这个难题的是汉代的张仲景。

10. 其慓悍者，按而收之

病势凶猛的，可以用导引或者针刺法让其收敛起来。

11. 其实者，散而泻之

病势盛实的，可发散它导引它。

审其阴阳，以别柔刚，阳病治阴，阴病治阳，定其血气，各守其乡。血实宜决之,气虚宜掣引之。总之,疾病的阴阳,决定了用药的刚柔,病在阳的治其阴,病在阴的治其阳。辨别血气,同样离不开阴阳。血分盛实的宜疏导之,气虚的宜敛气固表。

## 二、病案举隅

中医以人为本,在人与疾病的关系中人是主体,任何疾病都离不开阴阳。

1. 从阴论治妇女每月高热

1999 年春,有位年过半百的夏姓患者,从去年夏秋季节开始每个月要发一次高热。体温 39 ℃以上,高时可达 40 ℃,这种情况已经有半年多了。先后去过某大学附一院、附二院,某人民医院,某市中医医院等。检验发现血白细胞升高,诊断为细菌感染,遂予输液加抗生素治疗,长则 3～4 天,短时 1～2 天。半年下来西药、中药吃了不少,这怪病却丝毫没有去意。便开始怀疑自己得了什么不治之症。邀余诊治。

望诊:神疲,舌苔斑剥。

切诊:脉细弱。

问诊:仔细询问得知,每月的发热时间多在农历的月末与月初。平时口干舌燥,虽饮水不能解渴。

辨证:女者阴也,月者阴也,月经者,按月来潮也。古人说,人与自然相应,月满则血气盛,月亏则血气衰,血气衰少则呼吸道失去黏液的保护，细菌趁虚而入，细菌产毒则发热。《黄帝内经》言“年四十阴气自半也”，口干舌燥，此乃全身的津液不足之象。呼吸道乃是人的门户，黏液是有防护作用的。此病与更年期有关。

患者将信将疑说：“我四十多岁就绝经了。怎么会与更年期有关呢？”

笔者建议她先吃7帖中药试试。

诊断：更年期阴虚，周期性发热。

治则：急补阴津，化瘀清热。

处方：生地30克，玄参20克，南沙参30克，天麦冬各15克，百合15克，青蒿10克，黄芩10克，蝉蜕10克，丹皮15克，赤芍15克，甘草10克。7剂。

方解：生地、玄参、南沙参、天麦冬、百合，以大队滋阴生津药为主，急补其阴；青蒿、黄芩清虚热，为辅助药；蝉蜕疏头面风热，兼有抗过敏作用，病邪从鼻腔入侵，丹皮、赤芍凉血散瘀，亦为辅助药；甘草调和药性。

煎药与服法：中药浸一宿，煮沸后用文火煎30分钟，每次服200毫升，每天2次，温服。

二诊：患者言，服中药以后肠胃蠕动明显增强，大便次数增加，多矢气，口渴大减。余谓这便是胃肠道黏液增加的结果，如同生锈了的机器上了机油一样，过几日就会好的。

二诊时舌苔已净，脉象趋缓，但呼吸欠畅顺，乃鼻炎所致。

原方去苦寒的黄芩，加辛夷花、升麻开鼻窍升阳气。理气先理血，加当归以理血。

处方：生地 30 克，玄参 20 克，南沙参 30 克，天麦冬各 15 克，百合 15 克，青蒿 10 克，蝉蜕 10 克，丹皮 15 克，赤芍 15 克，辛夷花 10 克，升麻 10 克，当归 12 克，甘草 10 克。7 剂。

三诊：阴气渐复，口咽渐润，精力较前旺盛。自述双足肿胀已几十年，行路难。脾胃为后天之本，原方加牛膝、枳壳以健脾运胃、补肾强膝。

处方：生地 30 克，玄参 20 克，南沙参 30 克，百合 15 克，青蒿 10 克，蝉蜕 10 克，黄芪 30 克，苍术 10 克，石斛 30 克，牛膝 30 克，枳壳 15 克，甘草 10 克。7 剂。

四诊：服中药已近一月，末见发热，诊断无误也。但鼻炎严重，张口呼吸则门户洞开，宜兼顾之。加祛风通窍、清热之品。

处方：生地 30 克，玄参 20 克，南沙参 30 克，百合 15 克，黄芪 30 克，石斛 30 克，牛膝 30 克，辛夷花 10 克，苍耳子 15 克，蝉蜕 10 克，地骨皮 15 克，甘草 10 克。7 剂。

五诊：患者身体已基本康复，重症鼻炎几十年了，鼻乃呼吸之门，鼻塞则张口，易招细菌入侵，宜重视之。

处方：生地 30 克，玄参 20 克，南沙参 30 克，百合 15 克，黄芪 30 克，石斛 30 克，辛夷花 10 克，苍耳子 15 克，地骨皮15克，白芷10克，蝉蜕10克，僵蚕10克，甘草10克。7剂。

六诊：诸症见安，继前方巩固。

处方：生地30克，玄参20克，南沙参30克，甘草10克，蝉蜕10克，百合15克，黄芪30克，石斛30克，辛夷花10克，苍耳子15克，地骨皮15克，白芷10克，僵蚕10克。7剂。

前后六诊。历时一个半月，没见发热。自思，鼻乃呼吸之门户，张口呼吸终是祸患宜根除之。

拟鼻炎丸方予巩固。

处方：生黄芪150克，炒白术120克，防风60克，辛夷100克，苍耳子150克，白芷60克，薄荷60克，蝉蜕60克，生甘草60克。

方解：此方为《玉屏风散》加辛夷、苍耳、白芷三味治鼻炎的圣药组成。薄荷、蝉蜕为引经药，蝉蜕又能抗过敏，因苍耳有小毒用生甘草制其毒。

上药共研细末，泛丸如绿豆大，每服半匙，每天2次。

患者服丸药至半料，几十年的鼻炎竟一扫而去。至今已经十多年了，再也没有如从前那样发过高热。

按：《黄帝内经》说，“至其月郭空，则海水东盛，人气血虚，其卫气去，形独居……”月者阴也，妇女亦阴也，疾病一月一发，当与月球潮汐作用有关，所以从阴虚论治。阴者物质也，阴虚者，全身分泌的黏液衰少，加上患者患有严重的鼻炎，经常用口呼吸，导致门户洞开，发热是其表也，阴虚是其是本也。大凡妇女在40岁以后阴气大损，应该考虑更年期的因素。

2. 从阴阳论治急性喉炎高热退后咳嗽不止案

2014年春节前有个姓严的朋友来电，言二十年前我治好了他的过敏性哮喘，如今旧病复发，欲上门求助。

自述：一个半月前患急性喉炎，高热不退，体温在40℃以上，医生用青霉素加解热镇痛药治疗，2天后高热退至38.5℃。低热维持了7天才恢复正常。血检、尿检各项指标也正常。咳嗽呈阵发性，剧烈，服任何止咳药均无效，西医不知所措，让患者去找中医治疗。

苏州某医院副主任中医师某某主治，诊断为外感咳嗽。药用半夏、茯苓、陈皮、贝母、紫菀、百部、杏仁、麻黄、沙参、前胡、苏子、厚朴等，旨在润肺化痰、平喘下气。用药近一月，咳嗽丝毫不减。遂上门求助。

初诊：严某，男，46岁，身高172厘米，体重75千克，体型稍胖。

望诊：面色苍，呼吸促，呈慢性病容。舌苔白而干，舌根黄。

问诊：病前体重82千克，病后减少了7千克。咳嗽频发，呼吸喘促，上5楼时中间休息了3次，咳嗽上气时似有气从小腹上冲，胃纳尚可，二便正常，口干，鼻燥津少，腰冷酸痛。

切诊：脉浮芤。

辨证：《黄帝内经》说，“阴争于内，阳扰于外，魄汗未藏，四逆而起，起则熏肺，使人喘鸣”。争者夺也，这段话意思为，内有阴气丢失，外有阴寒侵扰，汗液不能收藏，阳气不能到达肢端，所以四肢冰冷，肺气不能宣发，则熏蒸于肺，使人呼吸喘促，发出声响。询问患者方知：确实下肢冰冷。

气道失水则呼吸道干燥，黏液少则痰难咯出，下焦气化失职故咳嗽上气。

患者自谓：肾虚乎？笔者说：非肾之故也，五行理论“金生水”，肺为肾母，肺气不足，则肾水匮乏，下焦气化失职，故气从小腹上冲。宜滋阴护阳。

诊断：发汗伤阴，肺失肃降。

治则：滋阴护阳，宣肺止咳。

处方：生黄芪 15 克，白术 10 克，百合 10 克，玄参 10 克，南沙参 30 克，金荞麦 15 克，象贝母 10 克，炙麻黄 10 克，桂枝 10 克，蝉蜕 6 克，僵蚕 10 克，淫羊藿 15 克，鸡内金 10 克，炙甘草 10 克。7 剂。

方解：《黄帝内经》说，“凡阴阳之要，阳密乃固”。在人体的阴阳关系中，阳气是占主导地位的。所以用生黄芪、白术益气固表，用百合、玄参、南沙参养阴润肺，协调肺之阴阳，均为主药；金荞麦泄肺热，象贝母润肺化痰，麻黄宣肺平喘，桂枝温肾纳气，蝉蜕、僵蚕祛风化痰，淫羊藿温肾止喘，鸡内金消食，均为辅药；甘草调和药性。

二诊：咳嗽频率减少，就诊时能一口气登上5楼，病减三成。自述咳嗽以下午三四时为最。

笔者说：此为能量不足，应适当进食，补充能量。

处方：生黄芪15克，白术10克，百合10克，玄参10克，南沙参30克，丹皮10克，赤芍10克，炙麻黄10克，辛夷10克，蝉蜕6克，杏仁10克，僵蚕10克，淫羊藿15克，制大黄10克，代赭石30克，鸡内金10克，枳壳10克，甘草6克。7剂。

方解：生黄芪、白术益气固表；用百合、玄参、南沙参养阴润肺主药不变；日久生瘀，用赤芍、丹皮凉血化瘀；鼻为肺窍，用麻黄、杏仁、辛夷平喘通窍；蝉蜕、僵蚕祛风化痰；淫羊藿温肾止喘；鸡内金消食，代赭石重镇纳气；制大黄、枳壳降气；甘草调和药性。

三诊：咳嗽大减，能用电瓶车代步，呼吸顺畅，下午3至4时仍有咳嗽，咳嗽时有气自膈膜上冲。病位上升乃向愈之兆。

处方：生黄芪15克，白术10克，百合10克，玄参10克，南沙参30克，天麦冬各15克，炙麻黄10克，辛夷10克，苍耳子12克，杏仁10克，象贝母10克，僵蚕10克，蝉蜕6克，淫羊藿15克，乌梅6克，鸡内金10克，枳壳10克，肉桂3克，甘草6克。7剂。

方解：生黄芪、白术益气固表；百合、玄参、南沙参，加天麦冬加强养阴之力;麻黄、杏仁、象贝母化痰止咳;辛夷、苍耳通鼻窍;僵蚕、蝉蜕祛风化痰;淫羊藿温肾止喘;乌梅、鸡内金生津消食;枳壳降气、肉桂温肾;炙甘草调和药性。

四诊:偶见咳嗽,咳嗽时有气自胸中上冲,鼻中有涕,口中有唾液。此为阴复也。

处方:生炙黄芪各 15 克,炒白术 15 克,防风 6 克,党参 15 克,制半夏 10 克,天麦冬各 15 克,焦楂曲各 12 克,南沙参 20 克,淫羊藿 15 克,杜仲 10 克,补骨脂 10 克,炙甘草 6 克,前胡 10 克,枳壳 10 克,玄参 15 克,胖大海 10 克,蝉蜕 6 克。7 剂。

方解:肺之阴阳大致康复,人以胃气为本,故生炙黄芪同用,加白术、防风为玉屏风散增强抗病能力;半夏化湿降浊;淫羊藿、杜仲、补骨脂固肾纳气;前胡、枳壳宽胸行气;天麦冬、南沙参养肺之阴;玄参、大海、蝉蜕利咽;甘草调和药性。

五诊:咳嗽已少,咳嗽时有气自咽上冲,可自我控制。病自咽喉,治疗亦应回到咽喉。

处方:薄荷 6 克,胖大海 10 克,蝉蜕 6 克,牛蒡子 10 克,藏青果 10 克,玄参 15 克,天麦冬各 15 克,南沙参 20 克,生炙黄芪各 15 克,炒白术 15 克,防风 6 克,制半夏 10 克,焦楂曲各 12 克,炙甘草 10 克,枳壳 10 克。7 剂。

方解:肺通于天,咽乃要害之地,故用大队咽喉药。薄荷、胖大海、蝉蜕、牛蒡子、藏青果、玄参、天麦冬、南沙参利咽润肺以治本；黄芪、白术、防风以固表；半夏、楂曲消食化痰；甘草和中；枳壳降气。

按：此病先是咳嗽时气从小腹上冲，药后气从胸中上冲，再后气从咽上冲。病势从下往上，此为顺也。到此，困惑中西医 2 个多月的疑难之症迎刃而解。

咳嗽是人体的一种保护性动作，主要用来排除气管和肺中的分泌物，保持呼吸的畅通。引起咳嗽的原因很多，病灶在肺、支气管，病源是细菌、病毒等。对于无菌性的咳嗽原因甚为复杂。此例患者的肺和支气管都正常，诸医无应对之法，成为疑难疾病。

3. 从阴阳论治重型肺结核病后期，低热不退、白细胞居高不下案

2004 年夏，小张高中毕业后没有考上大学，心有不甘，其母爱子心切，卖了住房送他去爱尔兰留学。不知怎的小张在爱尔兰突然咳嗽胸痛，高热不退。当地医院诊断为重症肺结核病，被紧急送回了国内，住进了某市传染病专科医院，经医生近一个多月抢救治疗，症状趋缓，只是低热不退，半个月来体温在 38 ℃上下，任凭医生用药低热始终不退。

医生担心长此以往会导致肺脏萎缩，便与其母商量送小张去上海治疗。要她准备一大笔钱。

他母亲急了，小张没有医保，目前已经花了 1 万多，若去上海至少还要三五万元，那来的钱呀。便去与兄长老李

商量，老李说："你何不去找邵医生，或许中药管用。"

妹子一听不错，就找到了我。儿子的病历在医院，病情由其母代述。

初诊：患者，男 18 岁，就诊时体温在 38 ℃，神疲，面红，唇舌干燥，偶有咳嗽。白细胞计数：$12\times10^9$/L。

辨证：《黄帝内经》说，"阴虚则内热"。这低热非感染所致，是因长期使用抗结核药破坏了体内的阴阳环境所致的肺阴虚证。

诊断：肺阴虚弱，低热不退。

治则：养阴清肺，凉血除蒸。

处方：玄参 15 克，炙百部 15 克，百合 15 克，南沙参 30 克，玉竹 15 克，天麦冬各 15 克，丹皮 15 克，赤芍 15 克，地骨皮 30 克，知母 10 克，青蒿 12 克，生甘草 10 克。10 剂。

方解：玄参、百合、南沙参、玉竹、天麦冬滋养肺阴，急补其阴；病位在肺，百部能入肺，引经也；丹皮、赤芍凉血化瘀，久病必瘀也；地骨皮、知母、青蒿退热除蒸；生甘草清热解毒。

二诊：仍由母代述。上午已无低热，下午体温在 37.9～38 ℃，低热时面色潮红，咳嗽加重。

笔者认为：肺部的环境治理初见成效，潮热为虚火，可加黄柏泻火，再加象贝、杏仁、前胡润肺止咳。

处方：生地 15 克，玄参 15 克，炙百部 15 克，百合 15

克，南沙参 30 克，玉竹 15 克，天麦冬各 15 克，丹皮 15 克，赤芍 15 克，地骨皮 30 克，知母 10 克，青蒿 12 克，生甘草 10 克，黄柏 6 克，象贝 10 克，杏仁 10 克，前胡 10 克。5 剂。

三诊：下午已无低热，晚上仍有低热，在七八分之间，咳嗽已减，食欲不振。

辨证：此为苦寒伤气也，去黄柏、象贝、杏仁，加炙黄芪、炒白术、枳壳健脾补气；加细辛、制半夏通阳降浊；加鱼腥草清肺，此物清肺而不伤胃也。

处方：生地 15 克，玄参 15 克，炙百部 15 克，百合 15 克，南沙参 30 克，玉竹 15 克，天麦冬各 15 克，丹皮 15 克，赤芍 15 克，地骨皮 30 克，青蒿 12 克，炙黄芪 30 克，炒白术 12 克，枳壳 12 克，前胡 10 克，细辛 4 克，制半夏 10 克，鱼腥草 20 克。5 剂。

四诊：晚上低热在六七分之间，脸不再潮红。

肺的阴阳环境基本得到治理，原方 5 剂巩固。

处方：生地 15 克，玄参 15 克，炙百部 15 克，百合 15 克，南沙参 30 克，玉竹 15 克，天麦冬各 15 克，丹皮 15 克，赤芍 15 克，地骨皮 30 克，青蒿 12 克，炙黄芪 30 克，炒白术 12 克，枳壳 12 克，前胡 10 克，细辛 4 克，制半夏 10 克，鱼腥草 30 克。5 剂。

五诊：低热基本消失，但白细胞仍在 $12\times10^{9}$ 以上，居高不下，主治医师见中药有此奇效，让其再找笔者解决。

辨证：是药三分毒，白细胞高应该为余毒所致，应及时排出体外，白细胞自然正常。

处方：生黄芪 30 克，虎杖 30 克，玄参 20 克，牛膝 20 克，白花蛇舌草 30 克，金荞麦 30 克，生甘草 10 克，丹皮 12 克，滑石 20 克，车前子 15 克。7 剂。

方解：生黄芪升阳扶正，托毒外出，此为外科要药也；虎杖、玄参、白花蛇舌草、金荞麦、生甘草清热排毒，毒素从大便中出也；牛膝、丹皮、滑石、车前子引毒下行，毒素从小便中出也。

六诊：白细胞降至 $9.4\times10^9$/L，但尿酸不降，医生建议继续服用中药。

辨证：久服抗结核药可能会影响肝、肾功能，大病去六分便当停药，饮食调理为上。停用西药观察。

处方：生黄芪 30 克，虎杖 30 克，粉萆薢 15 克，益智仁 12 克，白花蛇舌草 30 克，土茯苓 30 克，菖蒲 10 克，乌药 6 克，生白芍 20 克，南沙参 30 克。7 剂。

方解：生黄芪升阳；虎杖解毒；萆薢、益智仁、土茯苓、菖蒲、乌药分泌清浊；白花蛇舌草清热解毒；白芍、沙参理肺肾之阴。

患者出院后停用西药，以食物调理，半年后尿酸高不药而愈。如今已结婚生子。

按：结核病是由结核杆菌所引起的传染病，通过痰液培养可确诊，并可找到敏感的抗生素治疗。

《黄帝内经》说："阳虚则外寒，阴虚则内热。"此低热为肺阴虚损，肺的功能性失调。养阴清肺，阴足则低热自然消失。

白细胞居高不下，为血液的余毒未清，《难经》说："实则泻其子。"肺为金，金生水，水为肾，泻肾者导余毒从小便出也。

《黄帝内经》说："开鬼门，洁净府，精以时服，五阳已布，疏涤五脏，故精自生，形自盛，骨肉相保，巨气乃平。"

开泄汗孔，洁净膀胱，以此保持身体的精气，让阳气分布到五脏，荡涤五脏的积滞，那末精气会自然产生，形体会自然强盛，骨骼与肌肉相互辅助，困顿的人气因此平安。

鬼门即汗孔，净府为膀胱，这是说发汗、利尿，在人体的新陈代谢中具有重要作用。

## 第二节　善用圣人巧治法

圣人提出了五行、气及气道、经络等理论，并由此提出了丰富多彩的巧治疗方法，大大地丰富了中国传统医药的宝库。

### 一、以五行学说巧治疾病

1. 五行是古老的控制论

《素问·天元纪大论》说："夫五运阴阳者，天地之道也，万物之纲纪，变化之父母，生杀之本始，神明之府也，可不通乎！故物生谓之化，物极谓之变，阴阳不测谓之神，神用无方谓之圣。”其大意为：五行与阴阳一样，均为天地的自然规律，是万物必需遵循的纲领，是万物生、长、壮、老、死的变化根源，是万物生存和死亡的原因，是一种神秘而巨大的力量，能不通晓吗！所以万物的生长叫“化”，生长到极点产生“变”，阴阳的变化不可揣测谓之“神”，神的变化无穷无尽谓之“圣”。五行学说就是研究这种变化规律的。

2. 五行是一种自然规律

古人认为，世界是由木、火、土、金、水五种物质组成的，在这五种物质之间存在着相互资生和相互制约的关系，当某种物质有余或不足的时候，相应的一行就会出现反馈调节。这种资生与制约，就是五行或称五运。

生、克、乘、侮是五行关系的四种基本模式，其中生、克为常态，乘、侮是病态。

五行的相生关系是木生火，火生土，土生金，金生水，水生木；五行的相克关系是木克土，土克水，水乘火，火克金，金克木。五行之间的一行过强则会产生过度的克制，叫乘，“乘”是乘虚侵袭的意思。五行相乘与相克的关系是一致的，木乘土，土乘水，水乘火，火乘金，金乘木。五行之间的一行不足则会产生反向的克制叫“侮”，侮是逆向的克制。五行相侮与相克的关系是相反的，比如金克木，因肺金虚弱不能克肝木时，肺金反为肝木所克，名木侮金（病如木火刑金)。余同,如水侮土、火侮水、金侮火、土侮木。

3. 五行与生命活动

圣人将五行用来诠释人体的生命活动。

《素问·金匮真言论》说:“帝曰:五脏应四时,各有收受乎?岐伯曰:有。东方色青,入通于肝,开窍于目,藏精于肝,其病发惊骇。其味酸,其类草木,其畜鸡,其谷麦,其应四时,上为岁星,是以春气在头也,其音角,其数八,是以知病之在筋也,其臭臊。

南方赤色,入通于心,开窍于耳,藏精于心,故病在五脏,其味苦,其类火,其畜羊,其谷黍,其应四时,上为荧惑星,是以知病之在脉也,其音徵,其数七,其臭焦。

中央色黄,入通于脾,开窍于口,藏精于脾,故病在舌本,其味甘,其类土,其畜牛,其谷稷,其应四时,上为镇星,是以知病之在肉也。其音宫,其数五,其臭香。

西方色白,入通于肺,开窍于鼻,藏精于肺,故病在背,其味辛,其类金,其畜马,其谷稻,其应四时,上为太白星,是以知病之在皮毛也,其音商,其数九,其臭腥。

北方色黑,入通于肾,开窍于二阴,藏精于肾,故病在溪,其味咸,其类水,其畜彘,其谷豆,其应四时,上为辰星,是以知病在骨也。其音羽,其数六,其臭腐。”

《灵枢·本输》说:“肺合大肠,大肠者,传导之府。心合小肠,小肠者,受盛之府。肝合胆,胆者,中精之府。脾合胃,胃者,五谷之府。肾合膀胱,膀胱者,津液之府。三焦者，中渎之府也，水道出焉，属膀胱，是孤之府也。是六腑之所与合者。”这样就脏与腑组成一个有机的整体。

五行简表如下：

| 五行 | 脏 | 腑 | 五官 | 形体 | 五味 | 四季 | 气候 | 五畜 | 五谷 |
|---|---|---|---|---|---|---|---|---|---|
| 木 | 肝 | 胆 | 目 | 筋 | 酸 | 春 | 风 | 鸡 | 麦 |
| 火 | 心 | 小肠 | 舌 | 脉 | 苦 | 夏 | 暑(热) | 羊 | 黍 |
| 土 | 脾 | 胃 | 唇 | 肉 | 甘 | 长夏 | 湿 | 牛 | 稷 |
| 金 | 肺 | 大肠 | 鼻 | 皮 | 辛 | 秋 | 燥 | 马 | 稻 |
| 水 | 肾 | 膀胱 | 耳 | 骨 | 咸 | 冬 | 寒 | 猪 | 豆 |

如此通过五行将人体划分为肝（木）、心（火）、脾（土）、肺（金）、肾（水）五大生命系统。

## 二、五行与五脏六腑

### 1. 五行与脾胃

应该指出中国传统医学的脏腑是个功能概念，与解剖学上的脏器不完全是一回事。其中最明显的莫过于对脾的认知，中国传统医学中的脾，指的是主管消化的生命系统，并不是一个器官。这样定位是有它的历史原因的。

《素问·六节藏象论》说：“天食人以五气，地食人以五味。五气入鼻藏于心肺，上使五色修明，音声能彰；五味入口，藏于肠胃，味有所藏，以养五气，气和而生，津液相成，神乃自生。”其大意是：天给人以呼吸的空气，地给人以食物的各种滋味，空气从鼻子而入储藏在心肺，气上行则面色鲜明，能发出声音；食物从口而入，储藏于胃肠，其营养能饲养五脏之气，真气由此而生，津液由此而成，神气自然产生。

《素问·六节藏象论》还说："心者，生之本，神之变也，其华在面，其充在血脉，为阳中之太阳，通于夏气。肺者，气之本，魄之处也，其华在毛，其充在皮，为阳中之太阴，通于秋气。肾者，主蛰，封藏之本，精之处也，其华在发，其充在骨，为阴中之少阴，通于冬气。肝者，罢极之本，魂之居也，其华在爪，其充在筋，以生血气，其味酸，其色苍，此为阳中之少阳，通于春气。脾、胃、大肠、小肠、三焦、膀胱者，仓廪之本，营之居也，名曰器，能化糟粕，转味而入出者也，其华在唇四白，其充在肌，其味甘，其色黄，此至阴之类，通于土气。"其大意是：心是生命的根本，智慧的所在，其荣华在面部，其充盈在血脉，为阳中之阳，与夏气相通。肺是气的根本，藏魄的所在，其荣华在毛发，其充盈在皮肤，为阳中之太阴，与秋气相通。肾是阴阳蛰藏的地方，是贮藏精髓的所在，其荣华在头发，其充盈在骨，为阴中之少阴，与冬气相通。肝是动能的根本，是魂的居所，其荣华在爪和甲，其充盈在筋，能产生血气，酸入肝，肝色苍，为阴中之少阳，与春气相通。脾胃、大肠、小肠、三焦、膀胱是给养的仓库，是营养的来源，其状如盛物的器皿，能够转化糟粕，消化食物，其荣华在口唇，其充盈在肌肉，甘入脾，其色黄，属于至阴，通于土气。

（1）“仓库”概念的提示。《素问·六节藏象论》中说：“脾、胃、大肠、小肠、三焦、膀胱者，仓廪之本，营之居也，名曰器，能化糟粕，转味而入出者也，其华在唇四白，其充在肌，其味甘，其色黄，此至阴之类，通于土气。”上古医家将脾胃与大肠、小肠、三焦、膀胱合称给养的仓库。属于至阴一类，通于土气，并不与四时对应。

（2）脾胃功能逐渐明确。《素问·灵兰秘典论》说：“脾胃者仓廪之官，五味出焉；大肠者传道之官，变化出焉；小肠者，受盛之官，化物出焉；肾者，作强之官，伎巧出焉；三焦者决渎之官，水道出焉；膀胱者州都之官，津液藏焉，气化则能出矣。”这使脾胃与大肠、小肠、三焦、膀胱有了具体的分工：脾胃是给养的仓库，是消化食物的器官；大肠是传导的器官，是糟粕变化的地方；小肠是吸收精华的器官，是能量转化的场所；三焦是排泄水液的渠道；膀胱是贮藏尿液的地方，通过气化能将尿液排出体外。即将给养的仓库缩小为脾胃，但脾胃仍然是一体的。

（3）脾与胃的区分。《素问·五藏别论》说：“夫胃、大肠、小肠、三焦、膀胱此五者，天气之所生也，其气象天，故泻而不藏，此受五藏浊气，名曰传化之府。”这一论述使脾与胃也有了区分。传化之府的意思是虚实交替的空腔器官。

但此五腑中还缺少了一个腑——胆。

(4) 胆的“经历”。《素问·灵兰秘典论》说:“胆者,中正之官,决断出焉。”上古时胆为十二主要器官之一,负责意识的判断,不属于六腑的范畴。

《素问·五藏别论》说:“脑、髓、骨、脉、胆、女子胞此六者,地气之所生,故藏而不泻,名曰奇恒之府。夫胃、大肠、小肠、三焦、膀胱此五者,天气之所生也,其气象天,故泻而不藏,此受五脏浊气,名曰传化之府。此不能久留,输泻者也。”“奇”是异,“恒”是常,奇恒之府就是不同于寻常的传化之府。它们的特点是藏而不泻。

但在《灵枢·本输》中有“肝合胆,胆者,中精之府”之说,它将胆列为六腑之一与肝相合。如此胆的地位功能得到确定。

(5) 脾的“经历”。一年有四个季节,心通于夏气,肺通于秋气,肝通于春气,肾通于冬气。上古时脾没有对应的季节。这是什么原因呢?

《素问·太阴阳明论》说:“帝问曰:脾不主时,何也?岐伯曰:脾者,土也,治中央,常以四时长四脏,各十八日寄治,不得独主于时也。”大意是说:黄帝问,脾没有对应的时节这是什么原因?岐伯答,脾属于土,土在五行中的位置属于中央(西方属于金、南方属于火、东方属于木、北方属于水),土在春夏秋冬四个季节中各寄治十八日,不得单独主持一个时节。

岐伯说脾在每个季节中各占有 18 天的时间。并不是说每个季度中各有18天属于脾的时段。三个月为一个季度，平均90天，把18天分配到90天中，每天得到约5个小时，18天的概念相当于每个月中用于消化和吸收的时间。

(6) 脾胃与长夏相对应。《素问·六节藏象论》说："春胜长夏，长夏胜冬，冬胜夏，夏胜秋，秋胜春。"这就是说，岐黄将"夏"季拆分为"长夏"与"夏"，从而使四时变成五个时段与五行相互对应。事实上除了江南一带有梅雨季节以外，中国的其他地方并没有"长夏"的概念。

(7) 脾与胃的功能完全区分。《素问·五藏别论》说："胃者，水谷之海，六府之大源也。"胃主纳，是六腑(胃、小肠、大肠、三焦、膀胱、胆)中最大的器官。到此胃的功能与脾完全区分开来。

从脾概念与功能发展的脉络中，我们可以看到圣人的"顶层设计"。

中国传统医学认为，脾胃是人赖以生存的消化系统，为后天之本：脾为阴，胃为阳，脾胃之间存在着表里的关系；脾主运化，主四肢肌肉，脾能升举阳气，为五脏之一；胃能受纳和消化食物，胃主降，胃气降则消化顺畅，为六腑之一。脾胃和谐，乃能消化食物。脾开窍于口唇，脾气和乃能饮食。

因此，中医学中的脾是整个消化系统的概念，并不是一个脏器。

但在现代医学中脾的作用是制造新的血细胞、破坏衰老的血细胞，产生淋巴细胞和抗体，贮藏铁质，调节脂肪蛋白质的代谢。与消化系统毫不相干。

许多人会问，中医为何没有关于胰的论述？胰，在解剖学上是跟脾最接近的器官，它是人体第二大消化腺，位于胃的后方。胰的功能有二：外分泌（分泌胰液，分解蛋白、脂肪，帮助消化）和内分泌（分泌胰岛素和高血糖素，可调节血代谢）。当然，这是西医的概念。

中医古籍中确实无“胰”的记载，但对其功能却早有认识，如《素问·太阴阳明论》说：“脾与胃以膜相连耳，而能为之行津液何也？”能为胃行津液，也就是分泌消化液帮助胃消化食物。这正是胰的功能。

《素问·太阴阳明论》还说：“岐伯曰：足太阴者，三阴也。其脉贯胃属脾络嗌，故太阴为之行气于三阴。阳明者表也，五脏六腑之海也，亦为之行气于三阳。脏腑各因其经而受气于阳明，故为胃行其津液。”其中“为胃行其津液”，或许就是对胰功能的认识。

当然中医学不是解剖医学，其论述有时较为模糊，但中医学中的模糊性和人体的宏观性这正是哲学医学的两大特点。

除了脾以外，五行中的心、肺、肝、肾都各自代表了一个生命系统。

2. 中医学中的心、肺、肝、肾及其与现代医学的比较

(1) 心。中医学认为，心是君主之官，心主血脉（循环），是生命的根本、智慧的所在。

中医的“心”包括了现代医学中的循环系统和精神意识两个方面。心与小肠为表里，人体所需营养主要由小肠摄入；心开窍于舌，心气调和则舌能感知五味；心是生命的主宰。《素问·灵兰秘典论》说：“故主明则下安……主不明则十二官危。”

在现代医学的“心”是循环系统的核心，而循环系统除了心以外，还包括动脉、静脉、毛细血管和淋巴液。心能推动血液循环，起血泵的作用；动脉输送血液离开心，到身体各部分，最后至毛细血管；静脉起于毛细血管，引导血液回心；毛细血管连通于微动脉与微静脉之间，具有渗透性，毛细血管是体液的进行物质交换的主要场所；部分组织液由淋巴管回流入静脉，淋巴管是静脉的辅助管道。

在现代医学中，精神意识属脑“主管”，脑由延髓、脑桥、中脑、小脑、间脑和大脑组成，为神经系统的中枢，对人意识、思维、语言、运动“发号司令”。

(2) 肺。中医的肺是呼吸的根本，藏魄的所在。肺有御气、司呼吸温煦全身、调节水液等作用。这就包括了现代医学呼吸系统和神经调节两个方面的功能。此外，还有其他作用，如：肺主皮毛，管理毛孔的开合；肺与大肠为表里，大肠的传导，水分的回收均与肺有关；肺开窍于鼻，肺

气调和则鼻能感知香臭。

在现代医学中，肺是重要的呼吸器官，主要是进行气体交换，吸入氧气排出二氧化碳。呼吸系统包括了鼻、喉、气管、支气管等。喉内有声带，呼气时气流震动发出声音。

（3）肝。中医认为：肝藏血，是能源的根本、魂的居所，肝主疏泄；肝是贮存能量的所在，足受血乃能行，目受血乃能视……所以，肝被称为罢极之本。肝主疏泄大致有两层意思：一方面肝能制约脾的运化；另一方面是肝能调节气的机能（与自主神经的调节有关）。有前贤总结说：肝具有体阴用阳的特点，肝的性质虽然属于阴性，能贮藏精气，其实际生理功能上却属于阳，也就是分解和结合物质的功能；肝开窍与目，肝气调和则目能视物；肝与胆为表里，《素问·六节藏象论》中说："凡十一脏取决于胆。"说胆是消化系统启动的枢纽。

在现代医学中肝的"地位"也很高：肝是第一消化腺，肝能分泌胆汁帮助消化吸收脂肪；肝能贮存糖元，保持血糖平衡；肝参与物质的代谢，通过转化或结合变成人体所需的成分；肝能分解有毒物质，通过胆汁排出体外，保护机体，维持正常机能；肝在胚胎期有造血功能；肝内的星状细胞有吞噬防御作用。

（4）肾。中医认为：肾主水液的代谢，是真阴真阳蛰藏的地方；肾主骨藏精（这里的"精"是生殖之精，造血之精，古人将生殖功能与造血功能均归之于肾），是封藏骨髓的所在；肾开窍于耳，肾气调和则耳能听声音；肾与膀胱相表里，膀胱是蓄水的器官，通过气化则水液能排出体外。

现代医学中的肾则属于泌尿系统，泌尿系统除了肾以外，还包括输尿管、膀胱、尿道，其基本功能是排出体内代谢产生的废物。

现代医学的生殖系统分为男女：男性生殖器官包括睾丸、附睾、前列腺、阴囊、阴茎等；女性生殖器官包括卵巢、输卵管、子宫、阴道、外阴、乳房等。其基本功能是产生生殖细胞，繁殖后代，分泌激素维持性的特征。

（5）其他：①现代医学中的运动系统被中国传统医学分为三个部分，骨归属于肾、四肢肌肉归属于脾、筋和爪归属于肝。②现代医学中的神经在中医学中主要归属于经络，人体有二十条主要经脉和四通八达的络脉，贯通身体的表里内外上下左右。由此，心、肝、肺、脾、肾五个生命系统通过经络将人体网络起来，构成了一个完整的生命体。当然，经络的实质至今还是个迷，虽然通过针刺能够证明经络效应的确存在，但是通过解剖却又找不到经络的实体，所以，经络也是一种宏观的思维方式。

以上这种宏观思维构成了中国哲学医学体系的灵魂。

5．五行的临床意义

《素问·玉机真藏论》说："五脏受气于其所生，传之于其所胜，气舍于其所生，死于其所不胜。病之且死，必先传行至其所不胜，病乃死。此言气之逆行也，故死。肝受气于心，传之于脾，气舍于肾，至肺而死。心受气于脾，传之于肺，气舍于肝，至肾而死。脾受气于肺，传之于肾，气舍于心，至肝而死。肺受气于肾，传之于肝，气舍于脾，至心而死。肾受气于肝，传之于心，气舍于肺，至脾而死。”其大意是：五脏授（原文的“受”为“授”的通借字，意为“给予”）气于所生（子脏也），传之于所胜（所克者也），气舍于其所生（母脏也），死于其所不胜（制已者也）。病之所以死亡，必定是先传至克已的一行，病乃死。这是五行之气逆行，所以死亡。以肝为例，肝授气于心（木生火），传之于脾（木克土），气舍于肾（水生木），至肺而死（金克木）。以心为例，心授气于脾（金生土），传之于肺（火克金），气舍于肝（木生火），至肾而死（水克火）。以脾为例，脾授气于肺（土生金），传之于肾（土克水），气舍于心（火生土），至肝而死（木克土）。以肺为例，肺授气于肾（金生水），传之于肝（金克木），气舍于脾（土生金），至心而死（火克金）。以肾为例，肾授气于肝（水生木），传之于心（水克火），气舍于肺（金生水），至脾而死（土克水）。这是古人的宏观思维，事实上疾病的传变不一定按照这个规律，可以作为临床的参考。

《素问·六微旨大论》说：“亢则害，承乃制，制则生化，外列盛衰，害则败乱，生化大病。”五行有亢就得有制，制则有生有化。五行出现盛衰是正常的，实则泻之，虚则补之，就是无害化处理，五行失衡会变生大病。

人体的反馈调节是有限的，过了就需要用药物的补泻来进行调节。《难经》之说“实则泻其子，虚则补其母”，高度概括了五行调节的原则。

（1）以脾土为例，说明五行理论的临床意义。脾属于土，脾在五行中的生克关系是：土生金、土克水、木克土、火生土。

**土生金。**脾属于土，肺属于金，根据五行学说脾胃有资生肺的作用。饮食充足则肺气旺盛，能够将足够的阳气充实到四肢百骸，有温暖身体和防御疾病的作用。所以《仁斋小儿方论》提出：“人以胃气为本。”疾病再重，只要饮食正常，生命就有回旋的余地。

**土克水。**脾属于土，肾属于水，根据五行学说，脾有制约肾代谢水液的功能。饮食不足，会导致全身浮肿。今天50岁以上的国人，可能还记得1960年到1962年间我国出现了大量的浮肿患者，其原因就是缺衣少食，营养不良。卫生部门采取的方法就是吃糠饼（一种用豆粕和米糠等食物制成的营养制剂），以增加蛋白质的摄入，控制浮肿。

**木克土。**木属于肝，脾属于土。根据五行学说，肝有制约脾胃的功能。那么饮食与肝有什么关系呢？《素问·经脉别论》说：“食气入胃，散气于肝。”饮食进入胃肠道以后，会将精华物质输送到肝脏。饮食不足则肝木不能资生心火，导致血液的养分不足；饮食过量则导致脾土反克肝木，导致各种营养过剩的“富贵病”。

**火生土。**火属于心，脾属于土。根据五行学说，心有资生脾的功能。心是脾的母脏，心主血脉，心能为脾提供消化所需要的能量。血虚则消化功能枯竭，患者食欲不振。“人以胃气为本”，饮食决定了疾病的归转，补血能促进消化功能的恢复，改善食欲。

总之：脾胃为五脏六腑之大源，也就是产生血气的源泉。血气为人体的阴阳，血能生气，血足则气足；气为血帅（率），气行血乃行。脾土在五行中有资生肺金、制约肾水的作用，脾土的功能受制于肝木；脾土为后天的根本，脾土能直接影响血气的阴阳；脾的母脏为心，心为脾提供足够的能量消化食物。

（2）五脏病从五行论治。在讲具体的五脏病之前，我想先说一下，虚实病证的治疗总则。

什么叫实，什么是虚呢？《素问·通评虚实论》说：“邪气盛则实，精气夺则虚。”其意非常清楚：实为邪气盛；虚为精气夺，夺者失也，物质丢失也。在治则上可参照《难经》之说“实则泻其子，虚则补其母”，即：临床上遇到邪气亢盛的患者，可以配合泻其子脏的方法来治疗；遇到精气夺失的患者可以用补其母脏的方法来治疗。

1）心脏疾病

**冠状动脉阻塞**。此病属于邪气亢盛，治疗中可以配合泻其子脏的疗法。先要找到心的子脏。在五行中，心属于火，火生土，土为脾，脾是心的子脏。治疗中可以配用泻脾的中药。比如首乌、六曲、山楂、红曲、鸡内金等,可以降低血脂、疏通血管。

泻脾的理由很简单:病从口入,高血脂、高血糖……这些病症都与饮食有关。所谓泻脾,就是通过药物或者食物促进体内各种代谢物的转化和排泄。这对心血管患者是有现实意义的。

民间有人用番薯、首乌来泻脾。这是因为番薯、首乌含有少量的恩醌苷类物质,具有缓泻通便的作用。所以,适当食用番薯、首乌有降低血脂、改善血液循环的作用。

**贫血**。贫血属于精气夺失,治疗中可以配合补其母脏的疗法。先要找到心的母脏。在五行中,心属于火,木生火,木为肝,肝是心的母脏。治疗中可以配用补肝的药物、食物,比如枸杞子、萸肉、沙苑子、鸡肉、乌梅等,木能生火,肝气旺则心血旺。

2）肾脏疾病

**水肿**。这种病属于邪气亢盛,治疗中可以配合泻其子脏的疗法。先要找到肾的子脏。在五行中,肾属于水,水生木,木为肝,肝是肾的子脏。治疗中可以配用泻肝的药物,比如茯苓、木瓜、桃仁、青皮等。泻肝的理由很简单,促进肝的疏泄功能,有助于代谢物的排出。

**肾功能衰弱**。这种患者大多属于精气夺失的,可以配合补母脏的疗法。先要找到肾的母脏,在五行中肾属于水，水生金，金为肺，肺是肾的母脏。治疗中可以配用补肺的药物，比如黄芪、人参、党参、百合、阿胶、冰糖等。金能生水，肺气旺则肾气旺。

3）肺脏疾病

**肺心病**。这种患者，属于邪气亢盛的，可以配合泻子脏的疗法。先要找到肺的子脏。在五行中肺属于金，金生水，水为肾，肾是肺的子脏。治疗中可以配用泻肾的药物来治疗。比如猪苓、泽泻、知母、薏苡仁等。泻肾的理由很简单，水液泛滥造成肺泡充盈，失去弹性而压迫心脏。所谓泻肾，就是通过药物或者食物促进肺中水液的排泄。这对肺心患者是有现实意义的。

民间秘方：用带蒂的冬瓜头煮汤代茶频饮，大概饮用5～7天，半数肺心患者可以平卧。带蒂的冬瓜头利尿效果明显，几乎没有副作用。

中医说，利水则伤阴，治疗时若加入3克西洋参益气养阴则效果更好。

**肺气衰弱**。此证属于精气夺失的，可以配合补母脏的疗法。先要找到肺的母脏。在五行中肺属于金，土生金，土为脾，脾是肺的母脏。治疗中可以配用补脾的药物，比如白术、黄精、山药、扁豆、大枣等。土能生金，脾气旺则肺气旺。

4）肝脏疾病

**肝炎、肝肿大**。此症属于邪气亢盛的，可以配合泻子脏的疗法。先要找到肝的子脏。在五行中肝属于木，木生火，火为心，心是肝的子脏。治疗中可以配用泻心的药物，比如菖蒲、桃仁、郁金、乳香、牛黄、天竺黄等。泻心的理由很简单，肝炎肝肿大多属血瘀水肿，泻心可以促进肝部血管的循环、减少淤积。

**肝气衰弱**。此证属于精气夺失的，可以配合补母脏的疗法。先要找到肝的母脏。在五行中肝属于木，水生木，水为肾，肾是肝的母脏，治疗中可以配用补肾的药物，比如熟地、枸杞子、淫羊藿、巴戟天、黑豆等。水能生木，肾气旺则肝气旺。

5）脾脏疾病

**胀满恶心呕吐**。此症属于邪气亢盛的，可以配合泻子脏的疗法。先要找到脾的子脏。在五行中脾属于土，土生金，金为肺，肺是脾的子脏，治疗中可以配用泻肺的药物，比如葶苈子、麻黄、桔梗、杏仁、川贝母等。泻肺的理由很简单，脾恶湿，泻肺能排出脏器中多余的水分，使脾的运化恢复正常。

**脾胃虚弱**。此证属于精气夺失的，可以配合补母脏的疗法。先要找到脾的母脏。在五行中脾属于土，火生土，火属于心，心为脾的母脏，治疗中可以配用补心的药物，比如五味子、枣仁、龙眼肉、当归、淮小麦等。心气旺则脾气旺。

验案举隅：补肝泻肝治脂肪肝案。

周某，男，65 岁，文化界退休人士。自述半月前突然发热，体温达摄氏 40 ℃，血液生化检验 ALT（谷氨酸氨基转移酶）高达 1 700 单位，遂入住某市第五人民医院，诊断为脂肪肝引起的急性肝炎。经半月治疗体温正常，ALT 仍高达 1 000 单位以上，用药不见下降，因担心治疗不当，自行出院。回家后来求治。

笔者仔细询问了治疗经过，发热时医生用的是抗生素、激素。热退后用的是护肝药和中成药“破血消癥丸”，心为肝之子也，破血消癥的宗旨是实则泻其子也。

问诊：平时应酬较多，且喜白酒。

望诊：脸色苍，神疲，舌苔白腻，舌边有紫气。

切诊：脉弦实。

辨证：脂肪者，痰湿也，痰湿壅滞肝脏，此为脾土反侮肝木。脂肪肝是吃出来的，尤其与饮酒有关，酒量超过肝脏的分解能力，就会蓄积在肝中，脂肪不能分解，形成脂肪肝。此为肝虚，肝虚为脾土反克。法当泻脾，泻心火者何用，嘱停服破血消癥丸。

诊断：脂积肝脏，脾反克肝。

治则：泻脾补肝，扶正祛邪。

处方：生制首乌各 30 克，制大黄 12 克，当归 10 克，丹皮 12 克，赤芍 12 克，泽泻 12 克，茯苓 12 克，生黄芪 30 克，炒白术 15 克，青皮 6 克，枳壳 10 克，肉桂 10 克，甘草 10 克。

方解：首乌降脂首屈一指，生者消肿通便，制者补肝养血，生制同用，有补泻结合之功；制大黄泄热通便，推陈致新。二者均为主药。久病入络，当归、丹皮、赤芍理血散瘀；泽泻、茯苓利尿去水肿；生黄芪、白术健脾保肝，扶正也；青皮、枳壳疏肝行气；肉桂性温，脂肪得凉则凝，得温则化；甘草调和药性又能保肝。

服药半月后再去第五医院检查，ALT 40 单位，已属正常。问如何善后。

嘱：7 剂中药请中药店加工成丸剂，早、晚各服半匙，以资巩固。

患者服丸药至一半，身体完全康复，自行停药。

## 三、以气道理论巧治疾病

前面我们已经知道了气的生成和气的功能，也已经知道气道位于两块肌肉，即分肉之间。

那么，分肉的具体位置又在哪里呢？

研究分肉的主要是针灸学家。《灵枢识》在“分肉”条下云：“分肉有二：各部在外之肉，曰分肉；其在内近骨之肉，与骨根分，亦曰分肉。”针灸学家认为，分肉有两类：一是各部在外之肉；二是在内近骨之肉。这与《黄帝内经》不同。

## 四、《黄帝内经》论分肉

### 1. 分肉位于肌肉之间，脉络之下、筋之上

《素问·水热穴论》说：“帝曰：春取络脉，分肉何也？

岐伯曰：春者木始治，肝气始生，肝气急，其风疾，经脉常深，其气少，不能深入，故取络脉分肉间。”其大意是：黄帝问，春天针刺为何要取络脉与分肉。岐伯说，春天草木始生，肝气呈现出生命的气息，肝气性急，其变化如风一样迅捷。此时经脉深藏，邪气尚少，不能深入，所以只能浅刺，取穴在络脉与分肉之间。古人认为人的体表结构依次为皮、络脉、分肉、筋、骨。分肉的位置在络脉之下、筋之上，属于中间的部位。显然，分肉不是各部在外之肉，也不是近骨之肉。

从字面上解释，分肉应该是能够分合的肌肉，也就是说在两块肌肉之间；从解剖学来看，那里有丰富的血管、淋巴管、神经组织，这才会与气血的盛衰相关。

2. 分肉是溪谷的所在

《素问·气穴论》说：“肉之大会为谷，肉之小会为溪；肉分之间，溪谷之会，以行荣卫，以会大气……溪谷三百六十五穴会，亦应一岁。”这段话说得非常清楚：大的肌肉相交叫谷，小的肌肉相交叫溪；分肉是溪谷的所在，其功能是行荣卫，以此与真气交会……溪谷三百六十五穴会，亦应一岁。

汉字中“谷”和“溪”都为自然界中的道路。谷为山间的大道，溪为山里的小河。天人相应，古人把血比作水，中国传统医学中的溪、谷是气血运行的道路。水流千里归大海，自然界中谷和溪中的水最后都流向大海。人与天地相应，人体中的谷和溪都与气海相连，气海位于膻中穴，真气在那里相会。

（1）溪谷是经脉的组成部分。《素问·五藏生成》说："人有大谷十二分，小溪三百五十四名，少十二俞，此皆卫气之留止，邪气所客也，针石缘而去之。"即指出：人体有大的谷十二处，小溪三百五十四处，少十二俞（为三百六十五俞），均为卫气流注的地方，邪气从这里入侵，针刺砭石治疗可以在这里祛邪。

《素问·阴阳应象大论》曰："溪谷属骨。"肌肉附着于骨骼，构成了人体的运动系，所以，溪谷都属于骨骼，大小关节是经脉出入的途径。溪谷为经脉的组成部分。

（2）大谷和小溪。《素问·长刺节论》说："病在肌肤，肌肤尽痛，名曰肌痹，伤于寒湿，刺大分、小分……"这是说，有一种叫肌痹的病，表现为浑身肌肉酸痛，这是寒湿侵入所致，治疗可针刺大分、小分的穴位。这里的大分就是大谷，小分就是小溪。

《灵枢·经脉》说："经脉十二者，伏行分肉之间，深而不见。"人体的十二条经络，潜行于分肉之间，深藏在络脉之下而不外露，分肉也是经脉的组成部分。

3．分肉是经气流注的通道

《灵枢·胀论》说："卫气之在身也，常然并脉循分肉，行有逆顺，阴阳相随，乃得天和。"这里说的是，人气在身体的十二经脉中，时常与血管并行，沿着分肉，运行的道路有逆有顺，气与血如阴阳相随，因此得到了天地的和谐之气。经脉的走向有顺有逆，不与血液流动的方向完全一致。

## 五、经气运行与分肉

### 1. 气候影响经气在分肉间的流注

《素问·风论》说："风气与太阳俱入，行诸脉俞，散于分肉之间，与卫气相干，其道不利……"气候变化对人的影响，通常从足太阳膀胱经开始，然后流注于各条经脉的腧穴，散布在分肉之间，卫气受阻，则气道不利。

《素问·生气通天论》说："故阳气者，一日而主外，平旦人气生，日中而阳气隆，日西而阳气已虚，气门乃闭。是故暮而收拒，无扰筋骨，无见雾露，反此三时，形乃困薄。"其大意是：阳气，白天主持外卫，日出阳气生，日中阳气兴隆，日西阳气虚，气门因此关闭。所以，天黑后不要外出，不要劳动筋骨，不要触犯雾露，反之身体就会受到疾病的困扰。气门就是汗孔，汗孔的开、闭属于卫气的功能，主管人与天气之间的交流。

综上可见：气道位于两块肌肉之间，叫分肉，分肉有大小两种，大的叫谷、小的叫溪；分肉位于脉络之上、筋之下，是卫气运行的道路，气道的走向有顺有逆，分肉是经络的一部分，是气血的道路；汗孔是气道的门户，气道是人与天气交通的管道。以上就是《黄帝内经》中的气道及其相关概念、功能。

2. 卫气的循环

卫气的循环，这是现代医学至今没有掌握的知识。最不可思议的是古人掌握了卫气循环的规律。

(1)《灵枢·卫气行》说："故卫气之行，一日一夜五十周于身。昼日行于阳二十五周；夜行于阴二十五周，周于五脏。是故平旦阴尽，阳气出于目，目张则气上行于头，循项下足太阳，循背下至小趾之端。其散者，别于目锐眦，下手太阳，下至手小指之外侧。其散者，别于目锐眦，下足少阳，注小趾次趾之间，以上循手少阳之分侧，下至小指之间。别者以上至耳前，合于颔脉，注足阳明，以下行至跗上，入五趾之间。其散者，从耳下下手阳明，入大指之间，入掌中。其至于足者，入足心，出内踝下，行阴分，复合于目，故为一周。"这段话的大意是：所以，卫气的行运，在24小时中行于人体的经脉50周，白天行于阳经25周，夜里行于阴经（心、肝、肺、脾、肾之间）25周。所以早上阴气尽，阳气出发于目内眦的足太阳膀胱经，上头下颈，循着背部的经脉下至足小趾端（至阴穴）。其分支，别出于目锐眦，下手太阳小肠经，注入小趾次趾之间；其分支，别于目内眦，下足少阳，注小趾次趾之间；其分支上循手少阳三焦经，下至小趾之间。别支者上至耳前，合于颔脉，注足阳明胃经，以下行至跗上，入足中趾之间；其散者，从耳下下手阳明大肠经，入大趾次趾之间，入掌中；其至足的经脉，入足心，注入足少阴经，出于内踝之下，行于阴分，复合于目，故为一周。

《灵枢·逆顺肥瘦》说:“手之三阴从脏(胸)走手;手之三阳从手走头;足之三阳,从头走足;足之三阴,从足走腹。”这是指阴阳经脉之间的表里相合。如:足阳明胃经从头走足,足太阴脾经从足走腹;手阳明大肠经从手走头,手太阴肺经从脏走手。这是表里经脉之间的连接。卫气的走向由头至手足,这与经脉的走向不同。

(2) 卫气循环的速度。《灵枢·五十营》说:“故人一呼,脉再动,气行三寸,一吸脉亦再动,气行三寸。呼吸定息,气行六寸。”古人没有钟表,医生以自己的呼吸来定时间。这里的寸,为针灸学中的同身寸,其 1 寸的长度相当于本人的食指中节。上述经文的大意为:所以人呼气一次,腕部动脉跳动二次,人气行 3 个同身寸;人吸气一次,腕部动脉跳动二次,人气行 3 个同身寸。即,人呼吸一次人气行 6 个同身寸,每条经脉的运行时间略少于 15 分钟。《灵枢·卫气行》说:“水下一刻,人气在太阳;水下二刻,人气在少阳;水下三刻,人气在阳明;水下四刻,人气在阴分……一日一夜,水下百刻而尽矣。”古时用水漏计时,以一百刻为一天,每刻合 14.4 分钟。人气的运行是可以测量的:平人呼吸一次,人气行 6 个同身寸,每条经脉的运行时间为 15 分钟,白天在体表 12 经络行 25 周,夜里在心、肝、脾、肺、肾五脏之间行 25 周。

古人是怎么知道这些的?能不能用现代技术来证实?

如果能，那么中国传统医学有望建立起自己的生命指标。

3. 气道与天人合一

《黄帝内经》认为，气道是人与自然交通的渠道，它是天人合一的物质基础。

《素问・宝命全形论》说："人以天地之气生，四时之法成。"《素问・六节藏象论》说："天食人以五气，地食人以五味。"人是依赖天地的养育而生存的，是按照天气的季节春生、夏长、秋收、冬藏的规律生成的。

所以，人与天地上相互对应的。

(1) 人气受太阳的影响。《素问・生气通天论》说："故阳气者一日而主外，平旦人气生，日中而阳气隆，日西而阳气已虚，气门乃闭，是故，暮而收拒，无扰筋骨，无见雾露，反此三时，形乃困薄。"所以人气又名阳气、卫气。

(2) 人气受月球的影响。《灵枢・岁露》说："人与天地相参也，与日月相应也。月满则海水西盛，人血气积，肌肉充，皮肤致，毛发坚，腠理郄，烟垢著。当时之时，虽遇贼风，其入浅而不深。至其月郭空，则海水东盛，人血气虚，其卫气去，形独居，肌肉减，皮肤纵，毛发残，腠理薄，烟垢落，当时之时，遇贼风则其入深，其患者也卒暴。"

(3) 月球潮汐作用对治疗的影响。《素问・八正神明论》说："月始生则血气始精，卫气始行……月郭空，则肌肉减，经络虚，卫气去，形独居……是以天寒无刺，天温无疑。月生无泻，月满无补，月郭空无治，是谓得时而调之。"这段经文揭示了月亮与人体气血运行的关系，即：新月以后，人的血气开始旺盛，卫气开始运行；新月时天上没有月亮，肌肉中的血气减弱，经络变得空虚，此时卫气进入了五脏，身体没有了护卫，所以医生要根据天时来调整血气。所以天寒时不用针法，天热时用针不用疑虑。月亮初生时不用泻法，新月时不用针刺，这叫得天时而调治。

太阳的幅射、月亮与盈亏，都对人的血气起着重要的作用。所以在治疗中不能忽略自然界对人的影响。

(4) 卫气的功能。卫气是人体屏障，卫气致密则病邪无隙可入，这在疾病的预防上具有极其重要意义。《素问·四气调神大论》说："是故圣人不治已病治未病，不治已乱治未乱，此之谓也。"它旨在告诉人们，所以上古时的圣人不是等到生了病再去治疗，而是预防在前。注重平时的治理，而不是治理发生的问题，就是这个道理。

(5) 气候变化是外因，真气虚弱是内因。《灵枢·百病始生》说："风雨寒热不得虚，邪不能独伤人。卒逢疾风暴雨而不病者，盖无虚，故邪不能独伤人。此必因虚邪之风，与其身形，两虚相得，乃客其形。"大意是：气候变化时，只要阳气不虚，风雨不能单独伤害人。突然碰到疾风暴雨而不生病的人，这是因为人的气不虚，所以病邪不能单独伤害人，一定是气候变化与人气虚弱同时存在，邪气方能入侵人体。

(6) 高明的医生治皮毛之病。《素问·阴阳应象大论》说："故邪风之至，疾如风雨，故善治者治皮毛，其次治肌肤，其次治筋脉，其次治六腑，其次治五脏。治五脏者，半生半死也。"它告诉人们：气候变化迅速，快如风雨，所以高明的医生治皮毛之疾，次一等的治肌肤之疾，再次一等的治筋脉之疾，再次一等的治六腑之疾，最差的治五脏之疾，治五脏的只有一半的生存机会。

4. 气道理论的临床意义

人生活在天地间，从大气中得到氧气，从五谷中得到营养，为什么有的人会产生过敏，而大多数人不会过敏呢？这是因为那些人的气道出了问题，来自于自然界的致敏物质不能够通过气道回归自然。

临床中可以发现：有些人局部皮肤无汗，可能是汗腺不通，影响了人与天的交流。进入人体的致敏物质，不能随卫气排出体外。中医辨证论治，注重疏通气道，使致敏物从汗腺，大、小便排出体外，消除或减少过敏物。这比西医用抗敏、消炎疗法，更接近于疾病的本质。

（1）指导细微颗粒吸入导致呼吸道疾病的诊治。在儿童的呼吸道门诊中大概有50％的患者与吸入空气中的细微颗粒有关。主诉咳嗽、少痰，咳嗽严重时可见呼吸喘促，伴有咽喉不适等症状。

西医检查：血象基本正常，可排除细菌、病毒感染。X片常提示肺部无器质性病变，少数患者的支气管局部可显阴影。西医临床多用抗生素加激素治疗，近期有效，远期效果不显著。

中国传统医学认为此病的主因为气道受寒刺激而收缩，细微颗粒物滞留体内，造成呼吸道局部水肿，呼吸道变窄故喘鸣有声。

《素问・阴阳别论》说："阴争于内，阳扰于外，魄汗未藏，四逆而起，起则熏肺，使人喘鸣。"这里的"争"是夺失的意思。肺阴虚是内因，寒邪外侵是外因，肺气虚则卫阳不固而自汗，阳气受寒则四肢发冷，肺气不能宣发则熏蒸肺脏，气道枯涩则喘鸣有声。

治疗：张仲景《伤寒论》有小青龙汤，主治伤寒不解、心下有水气。

药物：麻黄、桂枝、细辛、干姜、制半夏、五味子、白芍、甘草。

方解：麻黄发汗解表、宣肺止喘，又能利水；配桂枝以增强散寒通阳之功，配细辛、干姜温肺化饮；佐半夏化痰降逆、五味子敛肺止咳、白芍酸以护阴，甘草和中。

本方温散寒气而不伤正气，外散风寒，内除水饮。临床用于气道不利之无菌性咳嗽、气喘。

临床加减法：舌苔剥落如地图状者为气阴两亏，加黄芪、天麦冬、白术；遇气味刺激剧咳者酌加蝉蜕、僵蚕、片姜黄、生大黄，使肺气升降有序。服药能迅速控制病情。

咳嗽初起不过一二剂，严重者需 7 剂以上。

（2）指导变态反应性疾病的诊治。自然界中的粉尘、毛发、花粉、皂粉、尘螨、皮屑、药物，及食物中的鱼虾类、鸡蛋等均可为致敏原，能诱使免疫系统产生变态反应。患者常见皮肤瘾疹、瘙痒、水肿、结块等症状。

西医治疗多为抗敏、消炎，药如息斯敏、地塞米松等。这些药物短期疗效尚可，远期疗效并不理想，且有较大的毒副作用。

中国传统医学认为，此病为多种风邪挟过敏原进入皮肤所致(参见孙思邈《备急千金要方·风懿第六》)，过敏原留在体内，出现诸症。宜用中药使过敏原从汗、尿、大便中排出。

孙思邈《备急千金要方·风懿第六》有“石楠汤”。

主治：六十四种风注走入皮肤中，如虫行，腰脊强直，五缓六急，手足拘挛，瘾疹搔之则作疮，风尸身痒，卒风面目肿起，手不出头，口噤不能言。

注：这些症状不必全备，见一二条便可应用。

药物：石楠、干姜、黄芩、细辛、人参各一两，桂心、麻黄、当归、川芎各一两半，生地黄十八铢，甘草二两，吴茱萸三十铢。上十二味切碎，以水六升、米酒三升煮取三升，分三服，大汗勿怪。

注：古今计量不同，水与米酒同煎也不为大众所接受。

临床应用时处方可调整如下：

石楠叶 15 克，干姜 6 克，黄芩 6 克，细辛 3 克，党参 10

克，桂枝 10 克，麻黄 10 克，当归 10 克，川芎 6 克，生地黄 15 克，甘草 10 克，吴茱萸 1.5 克。用水煎服，每服 200 毫升，每天 3 次。

方解：石楠叶祛风止痒，配细辛、麻黄、桂枝温经通阳，是为主药；辅以党参、当归、生地、川芎益气补血，血气旺则气道滑利；黄芩泄肺热，吴茱萸疏肝降逆，甘草和中，均为佐使。

临床加减法：①疹子白色者为气虚，加生黄芪、防风、白术；②疹子色红者为血热，加牡丹皮、赤芍、紫草；③皮肤水肿者为湿邪，加六一散、苍术。

服药期间忌食辛辣、虾及各种发物。一般患者服药不超过 3 剂，严重者需半月上下。

**病例 1**　孕期患荨麻疹从气道论治

2008 年春，小顾怀孕 7 月，患急性荨麻疹，去某大学附属第二医院治疗。西医见孕妇，摇头说“无药可用”。嘱其找中医治疗。小顾去中医医院，医生见病势猛烈，不敢轻易开方。患者担心流产，上门找我求助。

顾某，女，27 岁，怀孕 7 月。

望诊：疹出全身，斑色紫红，疹的四周有小水泡。舌苔白，舌质绛。

问诊：奇痒。发病前食用过小龙虾，疑为过敏原。

切诊：脉弦实。

辨证：孕期大量血液供应胎儿，本为阴虚之体，阴者阳之根也，卫外不固，故多汗，表虚也。致敏原不能外出，故疹出全身。当凉血止血、祛风化湿，佐以通阳之剂。

诊断：孕期体虚，风邪伤人。

治则：凉血化瘀，祛风通阳。

处方：水牛角（先煎 1 小时）30 克，生地 15 克，玄参 15 克，丹皮 12 克，赤芍 12 克，生黄芪 30 克，白术 15 克，猪茯苓各 12 克，石楠叶 15 克，麻黄 10 克，细辛 3 克，干姜 3 克，蝉蜕 3 克，蛇蜕 3 克。

方解：水牛角、生地、玄参、丹皮、赤芍此为古方犀角地黄汤，凉血止血之圣方。犀角为世界濒危动物犀牛之角，牛角、犀角皆为角蛋白，当可代之。生黄芪、白术补肺脾之气，猪茯苓利水渗湿；石楠叶、麻黄、细辛、干姜通阳气之道路，使过敏原排出体外；蝉蜕、蛇蜕脱敏止痒。

二诊：服中药后病势顿减，效不更方。

处方：水牛角（先煎 1 小时）30 克，生地 15 克，玄参 15 克，丹皮 12 克，赤芍 12 克，生黄芪 30 克，白术 15 克，猪茯苓各 12 克，石楠叶 15 克，麻黄 10 克，细辛 3 克，干姜 3 克，蝉蜕 3 克，龙蜕 3 克。

三诊：疹去痕留，是药三分毒，况有孕在身，不宜继续用药。嘱：不食虾类，不食辛辣臭秽之物。

本地某大学附二院产科医生见此，不得不惊叹中医之神奇。

同年 7 月，小顾顺利生下一健康的女孩，至今已 6 岁。

**病例 2** 风寒咳嗽从气道论治

钟某，女，3 周岁。咳嗽无痰，咳嗽剧烈时呼吸喘促。

咳嗽时断时续已逾半年。家长先带小孩去某市立医院就诊。医院的血检报告：血象正常，无细菌、病毒感染征象。医生诊断为气管炎咳嗽。予抗生素、激素治疗。药后效果显著，不久即因受凉复发。如此反复，治疗近 2 月。

因疑似哮喘。遂找某退休中医治疗，某以清热解痉、化痰平喘法施治。药用野菊花、蒲公英、全蝎、蜈蚣等，剂量接近成人。患儿服中药近 1 月，咳嗽不绝，纳减，体质下降，见药就怕。

望诊：患儿脸色苍白，精神不振，肢冷，舌苔薄白。

切诊：脉浮紧。

辨证：此为气道受阻，肺气不能宣畅故咳；小儿纯阳，苦寒之药，伤阳耗气，非所宜也，予小青龙汤加减。

诊断：气道不利，咳嗽不止。

治则：散寒通阳，宣肺止咳。

处方：麻黄 3 克，桂枝 3 克，细辛 1.5 克，干姜 1.5 克，制半夏 10 克，五味子 1.5 克，白芍 10 克，甘草 3 克，自加红枣 5 枚、生姜 3 片。3 剂。

药后 1 天，咳嗽明显减少，3 剂小愈，嘱继服 3 剂，痊愈。

**病例 3** 药疹从通阳祛邪论治

2003 年夏天一位叶姓朋友因感冒服用了 2 片泰诺，

当夜发热，身上出现疹子，体温达 40 ℃，病势凶猛，次日入住某大学附属第一医院治疗。医生诊断为大疱性表皮松解型药疹。立即采用紧急措施：脱敏、消炎并注射大剂量的类固醇激素。半月后病情开始稳定。

此时叶某除了面部之外，全身上下全是紫斑和水泡。说来也怪：此时的叶某胃口特好，一天要吃八顿饭，见人吃东西就馋得不行，身体也胖了十几斤。心中担忧，便问医生接下来如何治疗。医生说："激素不能用了，出院后去找中医治疗吧。"遂去某中医医院，由外科某主任中医师接诊，给她开了 7 剂治荨麻疹的中药，服后无效。因知在下的薄名，便来求医。

望诊：患者除了面部，全身上下全是紫斑，周围有水泡。脉洪，苔白，舌质红有紫斑。

辨证：这是药物滞留在孙脉，出则在皮，入则为血，紫斑者血热妄行也，水泡者水湿也。紫斑为血热妄行，急用犀角地黄汤凉血止血，药物之毒宜排不宜制，前贤有汗、下、吐三法，发汗、利尿、通便可也。

诊断：药物过敏，伤及营血。

治则：凉血散瘀，通阳排毒。

处方：生地 30 克，玄参 15 克，丹皮 12 克，赤芍 12 克，水牛角片（先煎 1 小时）30 克，蝉蜕 10 克，麻黄 10 克，升麻 10 克，炙甘草 10 克，制大黄 10 克，六一散（包煎）20 克。7 剂。

方解：生地、玄参、丹皮、赤芍、水牛角，仿古方犀角地黄汤之意，此病焦点在血热妄行，凉血散瘀为治疗大法。犀牛角为野生动物受到法律保护，以水牛角代替；起因药物的过敏，病位在皮肤、肌肉，故用蝉蜕祛风镇痉，以控制神经的传导；麻黄能发汗解肌，可使毒素从汗出而解，制大黄有缓泻作用，可使毒素从大便排出，水泡为水湿滞留，用六一散利尿去湿，均为辅助药；升麻有升阳解毒之功，为引药，炙甘草调和诸药，均为辅佐药。

嘱：服中药后不可见风，大汗有大效。热时只可纸扇轻摇，禁用空调。

二诊：皮肤红斑变淡，舌苔白腻，此为湿阻中焦、脾胃气化功能不利，加炒白术、青蒿、藿香健脾化湿。

处方：生地 30 克，玄参 15 克，丹皮 12 克，赤芍 12 克，水牛角片（先煎 1 小时）30 克，蝉蜕 10 克，麻黄 10 克，升麻 10 克，炙甘草 10 克，制大黄 10 克，六一散（包煎）20 克，炒白术 10 克，青蒿 10 克，藿香 10 克。7 剂。

三诊：头面皮疹水泡开始消退，背部、足部并不显著。头面之邪已除，故去辛温之麻黄，改用生石膏，石膏有解肌泄热之功；红斑偏暗，加紫草凉血透疹。

处方：生地 30 克，玄参 15 克，丹皮 12 克，赤芍 12 克，水牛角片（先煎 1 小时）30 克，紫草 15 克，当归 12 克，红花 4 克，石膏 30 克，蝉蜕 10 克，升麻 10 克，制大黄 10 克，六一散（包煎）30 克，青蒿 10 克。7 剂。

四诊：头面皮肤已正常，背部、双足未见好转。须用引经之药，桂枝性温有发汗解肌之功，牛膝能引药下行。斑疹已透去紫草。

处方：生地 30 克，玄参 15 克，丹皮 12 克，赤芍 12 克，水牛角片（先煎 1 小时）30 克，蝉蜕 10 克，生石膏 30 克，升麻 10 克，炙甘草 10 克，制大黄 10 克，六一散（包煎）20 克，桂枝 10 克，牛膝 20 克。7 剂。

五诊：背部双足水泡已结痂，加苍术、枳壳促使水湿气化。

处方：生地 30 克，玄参 15 克，丹皮 12 克，赤芍 12 克，水牛角片（先煎 1 小时）30 克，蝉蜕 10 克，生石膏 30 克，升麻 10 克，炙甘草 10 克，制大黄 10 克，六一散（包煎）20 克，桂枝 10 克，牛膝 20 克，苍术 10 克，枳壳 15 克。7 剂。

六诊：背、足之痂开始脱落。腰以上红斑退尽，腰部斑去，但仍呈红色，久病入络也，加当归、红花活血；腰以下水湿当利尿去之，加杜仲、泽泻、车前子补肾利尿。

处方：生地 30 克，玄参 15 克，丹皮 12 克，赤芍 12 克，水牛角片（先煎 1 小时）30 克，蝉蜕 10 克，升麻 10 克，炙甘草 10 克，制大黄 10 克，牛膝 20 克，苍白术各 10 克，杜仲 12 克，当归 12 克，红花 3 克，泽泻 12 克，车前子（包煎）12 克。

七诊：剩余皮疹全成暗色，皮下出血已止。自述动则气促，乏力。

此为苦寒之药伤气耗津也，大病已去六成，停药观察。

先用食疗：①草母鸡一只 2.5 斤上下，西洋参 5 克，火腿 100 克，以文火煲汤。每服一小碗。汤饮至一半时添加沸水至满，将鸡肉捣碎再用文火煲汤，弃肉饮汤。②绿豆 100 克，百合 100 克，煮烂，每服一小碗，可解体内余毒。

半月后叶来电言："食疗太慢，极度乏力，怕动，近日又兼尿多，求服中药。"

此气虚损及肾阳也，年过五十，肾气本亏，大病一场，元气大伤，可用补中益气汤、缩泉丸、二仙汤加减。

处方：炙黄芪 30 克，党参 15 克，炒白术 12 克，茯苓 12 克，当归 12 克，枳壳 12 克，升麻 6 克，柴胡 6 克，制附片 10 克，益智仁 10 克，乌药 6 克，仙茅 15 克，淫羊藿 15 克，炙甘草 6 克。7 剂。

药后一切正常，至今十年有余了。

按：大疱性表皮松解型药疹来势凶猛，十分难治，病位在皮肤，毒素在血液，古有攻邪派，善用汗、下、吐三法，驱除病邪，实为大妙。有了毒，才会有血热妄行，所以，在凉血解毒的同时需多方向排毒，大、小便及汗液均为毒物的出路。

本案的关键在汗，而且是大汗。中医言：汗为心液，入孙脉为血，出孙脉为汗，汗与血密不可分。但大汗伤阳、耗津，病减至六分应停药，年过五十，阴痿，及时调整其阴阳，否则，旧病才好，又添新病，岂非枉然。

## 六、以经络学说诊治疾病

经络是中国传统医学的特有概念。

经络分为经脉和络脉二个分部。经是纵向的路径，经脉有十二正经和奇经八脉；络是经的网络，有别络、浮络、孙络之分。

## 七、《黄帝内经》中对经络的描述

《灵枢·本脏》说："经脉者，所以行血气而营阴阳，濡筋骨，利关节者也。"经络是血管以外血气运行的通道。《灵枢·经别》说："夫十二经脉者，人之所以生，病之所以成，人之所以治，病之所以起，学之所始，工之所止也。"《灵枢·经脉》还说："经脉者，所以决死生，处百病，调虚实，不可不通。"

经脉可以决定人的生死，经脉可处置百病，经脉可调整虚实。是一门不可不通的学问。经脉中运行的是什么？《素问·离合真邪论》说："真气者，经气也。"指出真气是经脉中运行的物质。

什么是真气？《灵枢·刺节真邪》说："真气者，所受于天，与谷气并而充身也。"真气是肾中先天之气、吸入之大自然的清轻之气与谷物之气的混合物。

《灵枢·五味》中说："其大气之抟而不行者，积于胸中，命曰气海。出于肺，循喉咽，故呼则出，吸则入。”肺吸入的大气在胸中旋成团形，贮藏在膻中穴（又名气海），大气随着肺的呼吸出入。《素问·灵兰秘典论》中说：“膻中者，臣使之官，喜乐出焉。”在上古，膻中是十二个重要器官之一。后来指一个重要的穴位。

《灵枢·营卫生会》说：“人受气于谷，谷入于胃，以传于肺，五脏六腑皆以受气，其清者为营，浊者为卫，营在脉中，卫在脉外，营周不休，五十而复大会。阴阳相贯，如环无端。”这里的脉是血管，营气为血液的组成之一。经脉在脉外，为血管以外的道路，卫气为宗气的组成之一。经脉与气道异名而同类。

《灵枢·海论》说：“经水者，皆注于海……膻中者，为气之海。”膻中穴是宗气汇集的地方。宗气进入经脉便是真气。

宗气如何进入经脉的呢？《灵枢·营卫生会》说：“上焦如雾。”心肺的气化功能将呼吸之气与水谷之气合成为宗气，如同雾状输布到身体各处。上焦为胸，为心肺。故《灵枢·本脏》说：“卫气者，所以温分肉，充皮肤，肥腠理，司关阖者也。”卫气是一种能量，维系着人的体温，负责毛孔的开合，是天人交通的管道。

《素问·五藏生成》说：“人有大谷十二分，小溪三百五十四名，少十二俞，此皆卫气之留止，邪气所客也，针石缘而去之。”汉字中“谷”为山中的水道，“溪”是山间的小河沟。经络与气道在溪谷中是重合的。

经脉的穴位多以谷、溪、池、泉、海命名，比如合谷、后溪、曲池、涌泉、气海等，可见在经脉中运行的是水。《灵枢·经水》中说："夫经水者，受水而行之。"《素问·阴阳应象大论》说："溪谷属骨。"肌肉附着于骨骼，构成了人体的运动系，所以，溪谷都附于骨骼，大小关节是经脉出入的途径。

## 八、经脉的意义

《灵枢·海论》说："夫十二经脉者，内属于脏腑，外络于肢节。"经脉将人的内外表里构成一个完整的网络，经脉为五脏与六腑建立了对应的关系。《灵枢·本脏》对此作了补充："黄帝曰：愿闻六腑之应。岐伯答曰：肺合大肠，大肠者，皮其应。心合小肠，小肠者，脉其应。肝合胆，胆者，筋其应。脾合胃，胃者，肉其应。肾合三焦膀胱。三焦膀胱者，腠理毫毛其应。"

经脉是气的循环系统。气行血亦行，血行气亦行。气的循环与血液的循环是互为因果的，十二经脉的血气的多少是不同的。正如《素问·血气形志》所说："夫人之常数，太阳（经）常多血少气，少阳（经）常少血多气，阳明（经）常多血多气，少阴（经）常少血多气，厥阴（经）常多血少气，太阴（经）常多气少血，此天（然）之常数。"

十二经脉的范围包含了血管、神经、肌肉。经络将人构成了一个整体，使机体的内外上下保持统一协调，故经络是血气的道路。

经络可以成为外邪由表及里的传变途径，同样内脏的疾病也可以通过经络来治疗。针法治疗的原理就是调节经络的血气，实现内病外治。

《灵枢・九针十二原》中说："凡用针者，虚则实之，满则泄之，宛陈则除之，邪胜则虚之。"大意是告诉医生：用针的要诀是，气口脉虚的患者，要充实之，气口脉满的患者，要泄泻之，久病瘀血的患者，要祛除之，邪气盛的患者，要衰减之。总之有余者泻之，不足者补之。

针法的原理就是调节经络的气血，实现内病外治。《灵枢・邪气脏腑病形》中说："诸小者，阴阳形气俱不足，勿取以针，而调以甘药。"意为气口脉搏小的为血气虚，阴阳形体与气都不足，不能施以针术，要以味甘的药来调理。《素问・平人气象论》谓："人以谷为本，故人绝水谷则死，脉无胃气亦死。"故脾为后天之本。甘药入脾，胃为五脏六腑之大源，水谷入口则营卫不绝。

所以，针法是有禁忌的。对此，《灵枢・始终》中已有明确的论述："凡刺之禁：新内勿刺，已刺勿内；已醉勿刺，已刺勿醉；新怒勿刺，已刺勿怒：新劳勿刺，已刺勿劳；已饱勿刺，已刺勿饱；已饥勿刺，已刺勿饥；已渴勿刺，已刺勿渴；大惊大恐，必定其气乃刺之。乘车来者，卧而休之，如食顷乃刺之。出行来者，坐而休之，如行十里顷乃刺之。"

《素问·八正神明论》中说："凡刺之法，必候日月星辰四时八正，气定乃刺之。是故天温日明，则人血淖液而卫气浮，故血易泻，气易行；天寒日阴，则人血凝泣而卫气沉。月始生，则血气始精，卫气始行；月郭满，则血气实，肌肉坚；月郭空，则肌肉减，经络虚，卫气去，形独居。是以因天时而调血气也。是以天寒无刺，天温无疑。月生无泻，月满无补，月郭空无治。是谓得时而调之。"可见，天人相应和以人为本是中国传统医学的最大特点。

## 九、经络病案举隅

**案 1**　颈椎病从督脉论治

1998 年秋，贺某，女，46 岁，公司会计。自诉：恶心、头昏、手指发麻好多天了。卫生所的医生测量了血压，血压不高，要她去医院做脑血流图。某医院的医生检查后说，可能是脑血管痉挛。配了丹参片、脑复康，吃了几瓶却不见效果，求治于余。

望诊：面色苍白，憔悴，慢性病容。舌胖苔白。

问诊：恶心、头昏、手指发麻多日。

切诊：脉细小，弦实。

辨证：此为颈椎病也，寒为阴邪，会计伏案而作，冷风从项入侵，肌肉血管为之收引，经脉不通则水肿，经脉在分肉之间，故项背强，几几然。脊椎为督脉所贯，主人的一身阳气，为阳脉之海。阳气上行受阻，故头昏恶心，手足麻木海也。

患者不信，第二天去某大学附属第一医院摄了X线片。医生诊断为颈椎病。配了几盒颈复康冲剂。患者服了几天不见好转。

诊断：寒滞经脉，气血受阻。

治则：祛风解肌，散寒通脉。

颈椎病为现代疾病，古人少有。张仲景的葛根汤治项强几几然，可参考使用。

处方：生葛根30克，生白芍30克，防风10克，细辛3克，桂枝10克，淫羊藿15克，当归12克，炙黄芪30克，炒白术12克，升麻6克，柴胡6克，炙甘草6克。7剂。

方解：葛根生用有解肌之功，能止痉挛，生白芍有敛阴的作用，助葛根解肌而止痉挛；《内经》说"形不足者，温之以气"，防风、细辛、桂枝者温经通脉，促进气的循环；淫羊藿能温肾壮阳，促进下焦的气化，均为辅助；当归、炙黄芪、炒白术补血气，升麻、柴胡者疏肝升阳。《黄帝内经》说："凡十一脏，取决于胆也。"胆为枢纽也，经脉畅通，何病之有。

二诊：药后症状大减，效不更方，原方继服一个月后症状消失。

按：现代医学把颈椎病分为神经根型、椎动脉缺血型、脊髓型、交感神经型、混合型5种。并明确提出，椎动脉缺血型多见于45岁以上的中老年人，其他各型各年龄段的人都有,此病与与工作、生活有一定的联系。

颈椎病的诊断并不难,CT、X线片检查,可见颈椎椎管变窄、骨质增生,椎间孔挤压试验呈阳性,颈椎患者做脑电图检查,脑部血管流量基本正常,患者服改善脑血管的药,无效。督脉受阻的诊断是正确的。

《素问·骨空论》说:“督脉者,起于少腹以下骨中央。女子入系廷孔,其孔,溺孔之端也,其络循阴器,合篡间,绕篡后别绕臀,至少阴与巨阳中络者,合少阴上股内廉,贯脊,属肾,与太阳起于目内眦,上额交巅上入络脑,还出别下项……”督脉,起于少腹下的髋髀骨的中央。在女子通至尿道的外端。它的络脉沿阴户会合在会阴,绕行于肛门外,再分支绕过臀部至少阴,与太阳经的中络相合,少阴经从股内后廉而上,贯穿脊柱,属肾,与足太阳相交于目内眦,上额交于巅顶,络大脑,别出下项……《难经·二十八难》说:“督脉者,起于下极之俞,并于脊里,上至风府,入属于脑。”督脉总督人一身的阳脉,故有“阳脉之海”之称,督脉受阻隔,则阳气不能升腾,就会出现头面阳气不足的诸多症状。

葛根汤加减可治由颈椎病引起的各种症状,骨质的增生部分是化不掉的。平时只要注意保养,防止风寒入侵,经常活动颈部。这病一般并不碍事。

**案2**　胸部虚汗不除从经络论治

顾某,女,45岁,农民。

问诊：每天睡后左胸肩部虚汗不止，心悸、如人将捕状，患者曾去医院请医生治疗过，西医以自主神经紊乱诊治，予服维生素类；中医以盗汗论治，效果均不显著。

望诊：面色萎黄，舌淡，有紫斑。

切诊：脉浮而芤。

辨证：汗为心液，虚汗者恐为卫气不固也，农民辛劳故气血两亏。

诊断：心阳不足，汗液外溢。

治则：补气养血，宁心敛汗。

处方：党参 15 克，黄芪 15 克，白术 12 克，茯苓 10 克，甘草 3 克，生地 12 克，当归 12 克，白芍 10 克，川芎 3，远志 3 克，酸枣仁 15 克，龙骨 20 克，牡蛎 20 克。

方解：党参、黄芪、白术、茯苓、甘草健脾补气，生地、当归、白芍、川芎滋阴养血，远志、酸枣仁宁心安神，龙骨、牡蛎止汗固脱。

二诊：药后汗出明显减少，但未断根故继续求治。

辨证：此案与寻常的盗汗不同，汗出仅限了左胸肩部，应另有起因，便询问其可曾受过伤痛？顾说："可能在年轻时挑重担时闪的气。"笔者寻思：挑担伤在腰，汗出的病根应不在此。顾忽然想起：几年前在某地卖菜时曾遇到市场管理员的驱赶，当年在与人抢夺秤杆时，被他人一脚踢中了左胸部，痛了几天也就不痛了，没有在意。这就是病根了，伤在经络，经络瘀阻，迫汗外出也。

诊断：外伤经脉，瘀血在胸。

治则：益气固表，化瘀养心。

处方：生炙黄芪各 20 克，炒白术 10 克，防风 6 克，赤芍 15 克，丹皮 12 克，桂枝 10 克，生白芍 20 克，杜仲 15 克，柏枣仁各 12 克，远志 3 克，苍耳子 15 克，当归 15 克，桃仁 10 克，红花 3 克。7 剂。

方解：黄芪、白术、防风固表止汗；赤芍、丹皮活血祛瘀；桂枝、生白芍调和营卫；杜仲补肾；柏子仁、酸枣仁、远志宁心止汗；苍耳子祛风湿；当归、桃仁、红花散瘀止汗。

三诊：药后左胸肩部的虚汗已止。不再用药，以饮食调理。

按：现代医学并无对汗的有效诊治。中医说“汗为心液”，各种内脏的疾病均可使汗腺分泌失常。临床有气虚的自汗，阴虚的盗汗，虚脱的脱汗，阳气来复的战汗，内分泌失调的黄汗等。虚汗的中医治疗可取得较好效果，玉屏风散加味，民间的浮小麦、瘪桃干、糯稻根等均可使用。久治不愈必有他因，需仔细甄别。

**案 3**　节育环综合征从冲任脉论治

1996 年经苏州市卫生局中医科同意，我参加了传统医药研究所门诊部的坐堂工作。同事们好奇，纷纷前来诊脉。其中有刘、杜、王三位女业务员一起来请我切脉诊病。我诊后发现 3 人都患有不同程度的妇科疾病。

仔细一问才知道，她们在生育以后，均安装了节育环。

起先的几年里，月经是正常的，最近几年(大约在上环六七年以后)开始失调。主要表现为经期过后，经血淋漓不断，在两次月经之间，难得有几天是干净的。经某中医医院妇科诊断，医生以肾阴虚论治，处方用左归丸加减。服药后疗效并不显著，十分苦恼。

辨证：此病与节育环有关，节育环为人工所置，人体排异乃自然之理，瘀也。出血日久又会导致血虚，日久则成虚实夹杂之证。可用益气养血的八珍汤合活血化瘀的失笑散治之。

诊断：环置胞宫，阻滞气血。

治则：益气养血，活血化瘀。

处方：黄芪 15 克，党参 12 克，白术 12 克，茯苓 12 克，炙甘草 6 克，当归 12 克，赤白芍各 12 克，丹皮 10 克，生地 15 克，失笑散(包煎)20 克。

方解：疾病迁延日久，症见气血两虚，所以用党参、白术、茯苓、炙甘草四药补气健脾，以增强人体对营养的摄入；中医说“气为血帅”，加黄芪以升举阳气，气不下陷，则出血减少；血气互根配当归、白芍、生地滋阴补血；久病必瘀故用丹皮、赤芍、失笑散(由蒲黄、五灵脂组成)，凉血散瘀，瘀散则血止。

次月，3 位业务员喜滋滋地前来说：“这次月经去了以后，便干净了。真爽快。”

谁知中药停服 1 个月以后，后又见出血淋漓。为何不能治本，颇为费解。此事一直等到我老婆到了绝经期，去医院取出节育环，我才明白。老婆回来对我讲："医生取环时发现节育环已经深陷入肉中。医生费了好大劲才把它从肌肉中挖出来，出了一些血。"

我恍然大悟：节育环成了子宫腔中的异物。《灵枢·五音五味》说："冲脉、任脉皆起于胞中，上循背里，为经络之海。"胞中就是指子宫，显然是子宫中的节育环阻滞了冲、任二脉的运行，下焦气化功能失调，所以经血淋漓不尽。此病治疗不能停留在气血上，节育环是病源。西医之卵巢相当于中医之"命门"，冲任之脉衰微则命门之火衰也。

正好有一妇女，40 岁，南京人，所安的节育环为国外进口，对月经来潮的影响极小。但是，此人年至 35 岁就出现了更年期症状，经西医治疗，疗效甚微。正好"五一"长假来苏探亲，求治于我。

望诊：面色萎黄，神疲，口唇色淡。舌红少苔，舌质紫暗。

切诊：脉弦细。

问诊：严重失眠，月经衰少，甚至中断数月，经西医治疗，效微。大便难。

诊断：更年期综合征，冲任二脉失调。

治则：补肾调经，益气养血。

处方：仙茅 12 克，淫羊藿 30 克，知母 6 克，黄柏 6

克，生地 15 克，当归 12 克，麦冬 15 克，赤芍 12 克，丹皮 12 克，红花 3 克，桃仁 10 克，炙黄芪 20 克，白术 12 克，炙甘草 6 克，枳壳 12 克，肉苁蓉 15 克，酸枣仁 15 克。7 帖。

方解：仙茅、淫羊藿温肾壮阳、补命门之火，恢复下焦的气化功能，是为主药；崩漏日久则血少，阴虚则阳旺，症见失眠、眩晕等症状，故用知母、黄柏泻其火，生地、当归、麦冬滋其阴；病属子宫瘀阻而起，故用赤芍、丹皮、红花、桃仁散瘀止血；久病气虚故用炙黄芪、白术、炙甘草增加摄食营养来源；用枳壳者能使诸药补而不腻；肉苁蓉润肠通便、酸枣仁安神。

此方如疗效明显可连续服用。

患者服此方 3 月，月经按时来潮，经期、经量均恢复正常，失眠等症状已经消失，效果显著。

亲属提出，汤剂服用不便，求用丸剂。遂将原方改成丸剂，以资巩固。

节育环综合征是一种新的疾病。在中国的育龄妇女中极为常见，经血淋漓，严重危害妇女健康。此病的原理为冲、任二脉受阻于子宫，导致下焦气化功能失调。应以温肾益气、活血化瘀为大法。绝经以后应及时取出此环，改用其他避孕方法。

**案 4** 肩周炎从经络诊治

周某，男，64 岁，退休。

自诉：右手不能上举，运动受限，医生诊断为肩周炎，无药可治。求助于余。

辨证：此病中医学称“五十肩”，好发于五十岁左右的中老年人，苏州人叫它“寒凝肩”，风寒湿三气合而为痹也。病在经络，药物难到，以渍法为佳。

诊断：寒凝肩周，运动受限。

治则：外用渍法，散寒通脉。

处方：虎杖 50 克，伸筋草 15 克，透骨草 15 克，香樟木 15 克，桂枝 15 克，制川乌 15 克，当归 15 克，红花 6 克，芒硝 50 克，明矾 30 克，生甘草 15 克。煎汤布渍热敷。

方解：虎杖活血通络是为主药，伸筋草、透骨草、香樟木祛风燥湿，桂枝、制川乌温经通阳，当归、红花活血化瘀，芒硝消肿，明矾祛风痰、防腐，生甘草调和药性。

煎法：上药装纱布袋中，用冷水浸 2 小时，大火煮沸后改小火煮半小时，取头汁，药渣加水再煮二煎，约半小时，取二汁，头汁和二汁合并，备用。

渍法：将药汁煮沸后用小火保温。戴乳胶手套，将毛巾打湿后浸入药汁中，略绞，热敷患处，冷即换热，连用十把。严重时每天热敷一次，缓解后隔 2 天 1 次。

用药 1 周后痛大减，手能上举，半月后痊愈。

按：风寒湿三气合而为痹，经络常循分肉，经络阻滞则局部组织粘连，疾病隐匿，属于无菌性炎症，口服药物难以奏效，渍法能直达患处。处方中有明矾防腐，一剂药可用 7 天。

**案5** 前列腺病从经络治疗

吕某,男,64岁。3年前体检查出前列腺增生,某中医医院一副主任医师认为,这是衰老引起的疾病,每个男人早晚都会这样的,没法治疗。因小便窘迫感日甚,上门求治于余。

望诊:消瘦,面色苍白,精神好。

切诊:手足冷,脉细沉。

问诊:夜尿多,平时淋沥,点滴不尽,胃纳不化。

辨证:前列腺增生引起之尿窘迫,古称癃闭,责在膀胱,《素问·宣明五气论》说:"膀胱不利为癃,不约为遗溺。"病机为膀胱气化不利,《灵枢·本输》说:"三焦……实则闭癃,虚则遗溺,遗溺则补之,闭癃则泻之。"但在临床上用泻法对癃闭的治疗是往往效果不显著。

事实上前列腺位于膀胱的下端,像一根领带一样扼守尿道,前列腺的增生肥大,或者缩小硬化都会压迫尿道,造成排尿窘迫。从解剖学来看前列腺的血管稀少,这就造成给药的困难。前列腺的营养来源应该是淋巴管。从阴阳角度来分析:血液色红,属于阴,属于营气;淋巴色淡,属于阳,属于卫气。疏通经络为唯一的选择。

诊断:肾气衰微,排尿窘迫。

治则:益气温阳,通络利水。

处方:生炙黄芪各20克,白术12克,丁香3克,枳壳12克,鸡内金6克,焦三仙各10克,制首乌15克,王不留行10克，泽兰15克，滑石15克，丹皮10克，牛膝30克，当归10克，炙甘草6克。

方解：黄芪、白术补气生阳，黄芪生、炙同用，生者色白入肺，炙者色黄入脾，功能不同。丁香温肾纳气，枳壳、鸡内金、焦三仙消食行气，制首乌补肾而不腻，王不留行、泽兰、滑石通窍利水，牛膝引药下行兼通淋涩，炙甘草调和药性。

次日来电言：药后当夜见效。

嘱：中药先服一月，排尿正常后改为每周服2剂，以求长效。此为衰老所致的疾病，衰老是不可抗拒的，缓解是可能的。不可轻易断药。

中国传统医药以人为本，阴平阳秘，精神乃治。所以阴阳是中国传统医药的总纲，其余的五行、气道、经络、三焦都是调节阴阳的手段，是为恢复或保持阴平阳秘服务的。

# 第四讲　古人的健康智慧

以史为镜可以知兴衰，以人为镜可以知得失。以《黄帝内经》为镜可以知医药、疗疾病、明养生。

《素问·阴阳应象大论》说："阴阳者，天地之道也，万物之纲纪，变化之父母，生杀之本始，神明之府也，治病必求于本。故积阳为天，积阴为地。阴静阳躁，阳生阴长，阳杀阴藏。阳化气，阴成形。"这段文字明确地告诉我们：阴阳是天地的规律；阴阳是地球万物必需遵循的纲领和纪律；阴阳是事物产生变化的动力；阴阳是生存和死亡的根源；阴阳是一种神秘而巨大的力量；阴阳是治病必需寻找的根源。所以，阳气上升积聚为天，阴气下降积聚为地。以动静来论阴阳，地安静属于阴，天躁动属于阳。所以，阳气生则阴气长，阳气收缩则阴气收藏。以物体的形态来论阴阳，无形的气属于阳，有形的物质属于阴。

圣人巧妙地把阴阳这一哲学理念引进到传统医药之中，用阴阳来阐明人体的生命活动，用阴阳来区分人体的表里、内外、上下、脏腑、血气、经络等。

用阴阳理论来诠释人体的生命活动这是一个伟大的

创举。但是,仅仅用阴阳并不能透彻地解释一切,于是就运用五行理论将人体划分为肝、心、脾、肺、肾五个相对独立又相互联系的生命系统,提出了原始的人体“控制论”;然后,又通过宏观思维建立了真气、经络、三焦等理论,阐明了阴阳在人体中的变化规律,确立了中国传统医药学的“顶层设计”,并在临床实践中不断加以完善。

那么,阴阳能不能用来诠释微观世界的生命活动呢?《灵枢·阴阳系日月》说:“且夫阴阳者,有名而无形,故数之可十,离之可百,散之可千,推之可万,此之谓也。”阴阳是一种哲学的工具,可以用来归纳相互关联又相互独立的一切事物,比如天地、日月、昼夜、水火等。在中国传统医药中,阴阳是气和血,阴阳是水和气,阴阳是物质与功能,阴阳是可以无限地分割的。心、肝、脾、肺、肾五脏为阴,胃、小肠、大肠、膀胱、胆、三焦六腑为阳;心肺为阴中之阳,肝肾为阴中之阴。阴阳之中还可分出阴阳,比如:肝的实体属于阴,肝的功能属于阳;心的实体属于阴,心的功能属于阳等。阴阳是可以无限地拆分的。

《素问·阴阳应象大论》说:“天地者,万物之上下也,阴阳者,血气之男女也,左右者,阴阳之道路也,水火者,阴阳之征兆也,阴阳者,万物之能始也。故曰:阴在内,阳之守也,阳在外,阴之使也。”大意是说:天地是万物生存的根本,人体的阴阳也就是气和血,人的气道也分阴阳,阴阳是一种工具,水火是阴阳,男女也是阴阳,简而言之,阴阳就是物质和功能。一切可视的物质为阴，比如血、水、形体等；一切肉眼看不到物质为阳，比如气、卫气、营气等。在物质与功能之间必须保持动态的平衡，阴阳失衡是一切疾病的根源。

《素问·六微旨大论》说："是以升降出入，无器不有。故器者，生化之宇，器散则分之，生化息矣。"大意是说：所以升降出入，是每个生命器（细胞和器官）的运动方式，所以器是生命演化的宇宙，器散则升降出入停止，生命的演化也就停息了。《黄帝内经》把物质的运动方式归纳为升降出入，这就从一个特别的角度揭开了微观世界的奥妙。

## 第一节　细胞的阴阳

细胞是组成肌体的基本结构与功能单位，由细胞膜、细胞器、细胞核组成。细胞的表面为细胞膜，膜内充满细胞质。在细胞质中含有多种形态与功能各异的小体，称为细胞器，如细胞核内的核小体，细胞质中的内质网、线粒体、高尔基体、溶酶体、核糖体、中心体等。

用中医理论来分析，细胞是可以分阴阳的。《素问·阴阳应象大论》说："阳化气，阴成形……水为阴，火为阳。"《素问·上古天真论》说："肾者主水，受五脏六腑之精而藏之，故五脏盛，乃能泻。"这里的水是广义的，包含人体内一切可以流动的物质。

## 一、细胞液属阴

细胞离不开水液。浸浴着细胞的液体为细胞外液，它包括组织间液和血浆；存在于细胞内的液体为细胞内液；细胞膜为两者之间的介质。细胞膜上存在着由脂质膜内的蛋白质形成的通道：钠通道为椭圆形，其口径为 0.3 nm×0.5 nm；钾通道为圆形，其口径为 0.3 nm×0.3 nm。细胞外液是细胞与体液沟通的桥梁。

细胞外液和细胞内液为阴：细胞外液为无色透明的液体，来自血浆，其营养来源于饮食，故为阴中之太阴；细胞内液为先天所有，为阴中之少阴。

给细胞划分阴阳有什么现实意义呢？这是因为细胞生存的环境是动态的，用细胞阴阳去治疗疾病或指导养生，可以使这一动态保持相对平衡。

《素问·阴阳应象大论》说，“年五十，阴气自半也”，随着年龄的增长，阴液会自然地衰减。阴气（阴液）又名营气，营气与卫气均来自饮食，饮食的质量决定营气的营养。任何消化器官的疾病，都会导致细胞间液和血浆成分的改变，影响细胞的升降出入。

细胞外液不是水，水是人体最主要的成分，水没有营养，所以饮水并不能直接补充阴液，这是因为细胞外液是由细胞间液和血浆组成。这就要补充营气的营养成分，如蛋白质、铁质等微（宏）量元素、维生素等。我发现植物中的胶质可改变细胞外液的扩散和渗透，不同的中药作用的部位有所不同，中国传统医药将这种现象称之为归经。这对于调节细胞外液的平衡很重要。

**病案实例**

陈某的父亲，62 岁，因为感冒发热，体温达 39.5 ℃，送至某大学附属第一医院住院治疗。医生确诊为流行性感冒，临床使用大剂量抗生素、激素治疗，1 周以后，体温恢复正常，经检查各项指标正常，出院回家。患者回家以后自我感觉不好，动则气喘，食欲不振，自汗，自觉肺中有痰难以咯出，浑身上下感觉十分难受，自认寿限将至。家属急了去医院问医生可有药服，被西医告之，无药可用。于是，其女邀我出诊。

望诊：形体消瘦，神疲，面色萎黄，稍作运动则心慌气促。舌苔剥落。

切诊：脉细而涩。

问诊：动则气喘，食欲不振，自汗，咳而有痰难以咯出，浑身难受。

辨证：抗生素者，其味极苦，胜过黄连。苦能燥湿，寒能伤气，抗生素的剂量大了，则伤津耗气。《黄帝内经》说“年四十阴气自半”，患者年过六旬，本来就易产生阴虚的之症。发热时反复发汗，高热虽然退了，体液受损。汗者心液，血少则消化液衰少，故食欲不振。中医说肺为娇脏，喜湿恶燥，肺部干燥，则气道中黏液不足，有痰而难以咯出，胃阴不足则消化液衰少，食欲不振。精气来复则诸症平息。

诊断：出汗伤阴，苦寒伤气。

治则：养阴生津，益气固表。

处方：南沙参 20 克，麦冬 12 克，玉竹 12 克，黄芪 30 克，白术 15 克，五味子 3 克，杏仁 10 克，丹皮 10 克，赤芍 10 克，川石斛 30 克，甘草 6 克，枳壳 10 克。

方解：南沙参、麦冬、玉竹滋阴润肺，黄芪补气固表，白术健脾，五味子敛肺生津，杏仁润肺止咳，丹皮、赤芍凉血除无热之蒸，川石斛益胃生津，枳壳宣肺脾之气，甘草调和药性。

老人服了 2 天中药，即感到舒坦多了，7 天以后健康如常。

## 二、细胞功能属阳

细胞外液和细胞内液的成分具有很大的差异。就离子成分而言，细胞外液中含有大量的 $Na^+$，细胞内液中含有大量的 $K^+$，这种差异是细胞发生兴奋的基础，对于细胞膜的转运功能，特别是主动转运功能来说是极其重要的。细胞中的物质可以通过细胞膜进出。这个过程叫入胞和出胞。

《素问・六微旨大论》说："故无不出入，无不升降，化有大小，期有近远，四者之有，而贵常守。"升降出入是物质内在的运动方式，升降出入是物质与外部沟通的渠道。小到细胞，大到脏器它们的生命活动都可用升降出入来概括。

溶酶体是一种含有多种水解酶的颗粒，能使糖水解为葡萄糖，还有其他类似的作用。线粒体是粗约 0.4 μm 呈杆状的小体，其表面被覆两层单位膜，其内膜皱褶上里面附着了有诸多小颗粒，其中含有合成 ATP 的酶，是生产 ATP 的中心。高尔基体内具有分泌功能的细胞较发达，其主要作用是加工和浓缩合成物以及分泌糖类物质。分泌颗粒主要存在于内质网或胞质中，为分泌物在细胞内的一种贮存形式。最后分泌至胞体外。内质网是存在于细胞质中的一种管泡状体，是由单位膜包绕而成，有滑面、粗面内质网两种。在粗面内质网外表面上附有的颗粒体称为核蛋白体。内质网的主要功能与蛋白质的合成有关，在肌肉细胞中的内质网属滑面内质网，也称肌浆网，为 $Ca^{2+}$ 的钙库，以释放 $Ca^{2+}$ 而发动肌肉收缩。

细胞的功能属于阳，人的阳气来自饮食中的卫气。《灵枢・本脏》说："卫气者，所以温分肉，充皮肤，肥腠理，司关阖者也。"卫气维系着人的体温，充实人的皮肤，营养人的腠理，管理毛孔的开合。卫气是一种具有能量的物质。

**病案实例**

葛某某，男，68 岁，有糖尿病史。

自诉：胸中积水，呼吸困难。经某市立医院检查，医生诊断为非炎性胸腔积液，主张抽液治疗，以后胸液还会再生，只能随生随抽，没有根除的办法。

主症：胸中积水，呼吸困难，面色萎黄，疲惫乏力，舌淡胖，苔白，脉濡细。

辨证：《黄帝内经》有“营卫之道，内谷为宝”之说，又说：“上焦开发，宣五谷味，熏肤，充身，泽毛，若雾露之溉，是谓气。”中医认为人的肝、心、脾、肺、肾五个生命系统之间存在着资生、制约的关系。临床不必见脏治脏。《难经》云：“虚则补其母，实则泻其子。”非炎性胸水属于营养不良，属于精气衰弱的虚证，那就要找到肺的母脏。五行理论认为土生金，这是说脾为肺之母，治则为健脾以补气；胸水为邪气盛，实则泻其子，那就要找到肺的子脏。五行理论认为，金生水，这就是说肾为肺的子脏，肾者主水，水者阴也，寒得温则化，治则为温肾利水。

诊断：营养失调，胸腔积液。

治则：健脾补气，温肾利水。

处方：生黄芪 20 克，白术 12 克，党参 12 克，茯苓 10 克，葶苈子 10 克，车前子 10 克，桂枝 10 克，细辛 3 克，玉竹 15 克，白芍 12 克，怀牛膝 15 克，五加皮 12 克，附片 10 克，自加红枣 10 枚、生姜 5 片。7 剂。

方解：生黄芪利水升阳，是为君药；白术、党参、茯苓补肺脾之气，葶苈子泻肺之水，车前子利尿，桂枝、细辛温阳化气，均为辅助；利水则伤阴，玉竹、白芍补阴以润燥，牛膝、五加皮、附片温肾利水，红枣、生姜调和营卫是为佐使。

加减：气虚甚加人参；阴虚口渴加西洋参、麦冬；肾阳不足加杜仲、巴戟天、鹿角霜。

服药后患者的尿量大增，7 天后胸腔积液完全消失，能一口气登上 5 楼。

后来患者听我之言，控制了血糖，把残牙拔了，4 个月后用上了假牙，如今什么都能吃，营养够了，此病不会复发，只是要管住嘴巴，防止血糖升高。至今 3 年多了，未见胸水复生。

## 第二节　雾霾的阴阳

雾霾为肉眼看不到的气体。根据《黄帝内经》的理论，有形之物为阴，无形之气为阳，故雾霾的主要属性为阳。雾霾在空气中浮悬在一二百米以下的低空，根据阴阳理论高者为阳，低者为阴，加上雾为水气所化，水属阴，所以雾霾的阴阳属性为阳中之阴。

雾霾的属性决定了它致病的特点：①雾霾属于气，随风流动。《黄帝内经》说："伤于风者，上先受之。"雾霾从口鼻而入，肺先受害。②雾霾属于阳中之阴，阴者性寒，寒主收引，阻遏阳气。所以雾霾渗入气道后会形成水肿，会出现咽喉肿痛、咳嗽，甚则呼吸困难等症状。

同在雾霾下，为何有病者、有不病者呢？人体有阳气护身，气道是人与天气交通的管道。对于大多数人来说，雾霾悄悄地来了，又悄悄地去了，仅仅感到呼吸道有些不适，并不致病。《黄帝内经》云“正气内存，邪不可干”，说的就是这个道理。

受雾霾之害的多为身体虚弱者，尤其是老人和小孩。65 岁过后的人称老，老人处于生命的衰退期，气血衰弱，得了病及时治疗最为要紧；6 岁以下的儿童为幼，幼儿处于生命的上升期，形体未充，抵抗力不足，千万不能使用药性强烈的虎狼之药，要保护其生生之气。

雾霾来了怎么办？避之为上，出门一定要戴上专用口罩。《黄帝内经》之“虚邪贼风，避之有时”，说的就是这个道理。

## 一、雾霾咳嗽病的治疗

《黄帝内经》说：“阳病治阴，阴病治阳。”雾霾的属性为阳中之阴，伤人气道。雾霾病的治疗原则为散寒通阳。辛温的药物能通阳驱霾，发散要适度，过则有伤阴之患。

常见主症：咽喉不适，咳嗽阵作，无痰；可兼见呼吸困难，面苍色暗，食欲不振，声音嘶哑。舌淡，苔薄白，脉浮紧。

诊断：霾阻气道，肺失宣降。

治则：散寒通阳，宣肺止咳。

代表方：张仲景《伤寒论》的小青龙汤（原主治表实兼

寒饮之咳喘，无汗而有水饮内停）。

药物：麻黄、桂枝、细辛、干姜、制半夏、五味子、白芍、甘草等。

加减：症见呼吸困难者，为阴阳气道俱病，加杨氏升降散，药用蝉蜕、僵蚕、片姜黄、大黄。

## 二、雾霾咳嗽的实例

2014 年春，朋友夏某某，女，70 岁。

因突患阵发性咳嗽，呼吸困难，遂去某市立医院就诊，经生化检查、X 线摄片排除细菌和病毒感染，属于不明原因咳嗽，医生只能对症治疗，化痰止咳。疗效不显，咳嗽剧烈时，喘不过气来，甚则尿出小便，自觉气息奄奄，生命垂危。此时的苏州正值雾霾污染，求治于余。

主诉：咽喉水肿，咳嗽阵作，咳时上气；时有精神萎靡、不思饮食。

望诊：面色苍，神疲，舌淡，苔白厚。

切诊：脉浮紧。

诊断：霾阻气道，肺失宣降。

治则：散寒通阳，宣肺止咳。

处方：麻黄 6 克，桂枝 6 克，细辛 3 克，干姜 3 克，制半夏 10 克，五味子 3 克，白芍 10 克，甘草 6 克，蝉蜕 1.5 克，僵蚕 10 克，片姜黄 10 克，大黄 6 克，自加生姜 5 片、红枣 10 枚。3 剂。

方解：麻黄、桂枝、细辛、干姜能温经通阳，消除雾霾引起的呼吸道水肿，是为主药；五味子收敛止咳，制半夏、甘草化痰止咳，白芍敛阴，均为辅助；蝉蜕、僵蚕祛风化痰，有脱敏之功，片姜黄行气解郁，大黄攻积导滞，四药合用能消除喉部水肿，利咽止咳。

患者服药后咳嗽迅速缓解，3 天后病愈。

## 第三节 延缓衰老新探索

### 一、经文解读

《黄帝内经》有多篇论述人体的衰老与延缓衰老。如：《素问·阴阳应象大论》说："阴阳者，天地之道也，万物之纲纪，变化之父母，生杀之本始，神明之府也，治病必求于本。"人体的衰老与阴阳的衰退是同步的。《素问·阴阳应象大论》说："年五十，体重，耳目不聪矣；年六十，阴痿，气大衰，九窍不利，下虚上实，涕泪俱出矣。"阴痿，就是阴气萎缩，生命出现枯萎的征兆。《灵枢·天年》说："六十岁，心气始衰，苦忧悲，血气懈惰，故好卧。七十岁，脾气虚，皮肤枯。八十岁，肺气衰，魄离，故言善误。九十岁，肾气焦，四脏经脉空虚。百岁，五脏皆虚，神气皆去，形骸独居而终老矣。"

需要说明的是，《黄帝内经》描绘的是农耕社会人的生存状态。不同的社会有不同的生活方式，当今社会的饮食结构、医药条件远非古人可比，七八十岁的人，步履矫健、思维敏捷者比比皆是。衰老的速度明显减缓。

从阴阳的角度来讲，人体的衰老的原因离不开物质的丢失（阴痿）和功能的衰退（阳衰）。用中药调节阴阳、缓和衰老的进程是可能的。一般来说：男子阳先衰，女子阴先失；男子当扶阳，女子要补阴。

## 二、病案实例

**案 1**　2008 年 11 月，范教授打电话向我求助："西医说，我的毛病属于退行性病变，器官老了，无药可治，中药能治吗?"我应邀上门为其答疑。

范某，男，76 岁，大学退休教授。

自诉：有高血压史，常服降压药，血压控制在正常范围；胃酸过多，常服制酸药；前列腺肥大，排尿困难，服进口药"保列治"，效果不显；严重失眠，服国产安眠药无效，睡前需服进口安眠药，每次半片；颈椎骨质增生，痛连头项；口渴多饮，腰痛，走路牵连大腿等。

望诊：头发全白，精神尚佳，舌苔斑剥，少津，有紫斑。

切诊：脉弦细。

诊断：用脑过度，气血衰少。

治则：补气助阳，滋阴生津。

处方：生炙黄芪各 15 克，炒白术 10 克，附片 6 克，淫羊藿 12 克，仙茅 12 克，巴戟天 12 克，杜仲 12 克，潼蒺藜 10 克，生地 10 克，玄参 10 克，天麦冬各 10 克，制首乌 15 克。7 剂。

方解：黄芪生、炙同用意在表里兼顾，白术健脾相助，附片、淫羊藿、仙茅、巴戟天、杜仲、潼蒺藜补肾壮阳，生地、玄参、天麦冬、制首乌滋阴生津。

药后诸症缓解，睡眠仍不好。冬至将近，因患者要求以膏剂调治。

膏方：生炙黄芪各 200 克，炒白术 200 克，附片 60 克，淫羊藿 200 克，仙茅 150 克，巴戟天 150 克，杜仲 150 克，潼蒺藜 150 克，生地 200 克，玄参 150 克，天麦冬各 200 克，制首乌 250 克，酸枣仁 200 克，细辛 60 克，远志 60 克。以阿胶 250 克、蜂蜜 1 大瓶收膏。

上药煎汁收膏后，每天早晚各取 1 匙，以温开水调服。

方解：黄芪生、炙同用意在表里兼顾，白术健脾相助，附片、淫羊藿、仙茅、巴戟天、杜仲、潼蒺藜补肾壮阳，生地、玄参、天麦冬、制首乌滋阴生津，失眠加远志、酸枣仁，细辛温经通阳，阿胶滋阴养血，蜂蜜润燥。

药后效果明显，患者口渴大减，读书写作精力充沛。

**案 2**　孙某，女，81 岁，2017 年 10 月初诊。

自诉：有高血压、糖尿病史，长年服药处于可控状态。

望诊：面色苍白，呈慢性病容，年老体弱。舌苔薄白，舌体正常，口唇淡红色。

问诊：有高血压、糖尿病，长年服药控制，近期腹部胀满，不思饮食，睡眠差，自我感觉不好，有便秘史，常服西药泻剂。

脉诊：弦紧而无根，为芤脉。

诊断：年老失水，生化无源。

治则：补气养阴，清热生津。

处方：党参 15 克，麦冬 12 克，川石斛 20 克，五味子 3 克，酸枣仁 12 克，南沙参 20 克，玄参 12 克，生地 12 克，当归 10 克，枳壳 10 克，肉苁蓉 15 克，生甘草 6 克，川黄连 1.5克，蒲公英 15 克。10 剂。

方解：党参补中益气结合大队养阴药麦冬、石斛、沙参、玄参、生地、肉苁蓉养阴补水为主药；五味子、酸枣仁安神敛阴为辅佐；久病入络用当归理血脉，枳壳行气减少养阴的滋腻；黄连少许能促进消化液分泌，蒲公英清热解毒又不伤脾胃，甘草调和药性。

处方加减：气虚加人参、五味子；阴虚加西洋参、百合；食滞者加鸡内金、山楂炭；气滞加砂仁。

12 月 14 日患者家属来电话说，患者服药后饮食增加，睡眠改善，精神好转。嘱：方已奏效，效不更方。前方可继续使用。

2018 年 2 月 4 日下午，患者家属再次来电言，患者服中药 2 个多月，饮食正常，精力大增，每天可出门去会友聊天。

按：《内经》有“八十岁，肺气衰，魄离，故言善误”之谓，女性老人多阴虚，失水为主要症状。《内经》言：“肾者主水，受五脏六腑之精而藏之，故五脏盛，乃能泻。”血压升高属于水不涵木、肝火上炎，糖尿病相当于古人所称之消竭，有上、中、下之分，为消耗性疾病。究其病机为火性上炎则身体失水，病至后期消化液不足，故食欲下降。这里的水是液态的营养物质。

《内经》言：“胃者，水谷之海，六腑之大源也。五味入口，藏于胃以养五脏气。”故健脾养胃十分重要。

中医以人为本，人生不离阴阳。阴阳出现的问题，都可以用中药来调节。女者阴也，重在养阴，阴者物质也；男者阳也，重在扶阳，阳者功能活动也。减缓物质的丢失，增强生命的动力，延迟衰老是可能的。

## 第四节　传统医药的与时俱进

随着医学科学的发展，我们对人体的了解越来越深入。吸收现代科学的精华，补充古人认识的不足、纠正古人的谬误，是中国传统医药前行的动力之一。

### 一、前列腺疾病与癃闭新解

古人不知前列腺为何物，所以将小便窘迫归责于膀胱，《素问·灵兰秘典论》说：“膀胱者，州都之官，津液藏焉，气化则能出矣。”又说“三焦者，决渎之官，水道出焉。”《素问·宣明五气》说：“膀胱不利为癃，不约为遗溺。”《素问·标本病传论》说：“膀胱病，小便闭。”都说排尿困难的病位主要在膀胱，而膀胱的气化功能又与心、肝、肺、脾、肾和三焦密切相关。所以临床以膀胱湿热、肺热壅盛、肝郁气滞、尿路阻塞、中气下陷、肾阳衰弱论治，但大多疗效平平。

殊不知前列腺增生是小便窘迫的元凶，这前列腺生理状态下扼守尿道，前列腺增生则尿道受压迫而小便窘迫也。问题还在于前列腺的血管稀少，药物不能进入腺体内，所以治疗效果并不理想。中医认为，前列腺的营养来自淋巴，淋巴属于卫气的范畴，可以用中药疏通其经络消除其增生。

**病案实例**

我曾以中药益气温阳、通络利水治疗一吕姓，64 岁患者，服药当日即见效。详见第三讲经络病案举隅之“案 5”。

## 二、梅尼埃病新解

梅尼埃病有眩晕的特点，通常伴有耳鸣、耳聋、耳闷，这是与其他眩晕不同的地方。中医说，肾开窍于耳，肾气和方能听，所以梅尼埃病在中医临床中，多以肾阴亏虚型眩晕、肾阳亏虚型眩晕论治。

问题是中医以补肾阴、肾阳法治疗，效果并不满意。

这是为什么？这是因为古人不知道梅尼埃病的眩晕为耳道内膜迷路积水所致。

发现其病因为耳道内膜迷路积水是现代医学的研究成果。人的耳朵可分为外耳和内耳，肉眼可见的是外耳和耳道，鼓膜以内的为内耳道，内耳道的构造十分精致复杂，由许多细小的管道组成，状如迷宫，被称之为迷路。迷路有两个，分别为骨迷路和膜迷路。膜迷路位于骨迷路之内，更为细小。在骨迷路和膜迷路中没有毛细血管，各有一条淋巴管是其营养的来源。膜迷路淋巴管与骨迷路淋巴管之间并无交集。以此推测膜迷路积水的原因可能是膜迷路淋巴的回流发生了障碍，淋巴液溢出管外形成积水。这就是梅尼埃病的发病原因。

《黄帝内经》虽然没有耳道内膜迷路积水的说法，但其中的许多论述，对我们理解该病颇有启发。

《灵枢·卫气》曰："下虚则厥……上虚则眩。"《灵枢·口问》曰："上气不足，脑为之不满，耳为之苦鸣，头为之苦倾，目为之眩。"显然，上气不足或者上焦气血虚弱是耳道内膜迷路积水并引起眩晕的主要原因。

头为人之颠顶，上气足则五官、大脑的养分充足，耳聪目明、嗅觉灵敏、身体轻劲有力。上气不足则雾气凝积成水，造成眩晕。这就是耳道内膜迷路积水的成因。

**病案实例**

卢某，男，44 岁，上海人，下岗待业。

自述：从小患梅尼埃病，已有十余年，几年前从单位下岗，因经济困难无力治疗，近来疾病频发，恢复期延长，自知情况不妙。遂上门求治于余。

望诊：身材高瘦，面色憔悴，口唇苍白，神疲乏力，舌质淡，苔光剥。

切诊：脉沉细。

诊断：上气不足，耳道积水。

治则：补气养血，通阳化水。

处方：熟地 20 克，山药 15 克，茯苓 15 克，泽泻 20 克，丹皮 15 克，黄芪 30 克，党参 20 克，白术 15 克，升麻 6 克，天麻 10 克，蔓荆子 10 克，淫羊藿 30 克，附片 10 克，半夏 10 克，自加生姜 5 片、红枣 10 枚。每剂中药可煎 3 次，合并 3 汁，每服 200 毫升，可服一天半。

方解：熟地、山药、茯苓、泽泻、丹皮乃六味地黄去收敛固涩之萸肉，意在滋阴以补肾；黄芪、党参、白术健脾以补气；升麻、天麻、蔓荆子升阳气至头顶，促上焦气化也，淫羊藿、附片补肾壮阳，促下焦气化；半夏降逆化湿，生姜、红枣调和营卫。

二诊：患者精神气色均有好转，脉象也有起色，自言腰痛甚。

处方：熟地 20 克，山药 15 克，茯苓 15 克，泽泻 20 克，丹皮 15 克，黄芪 30 克，党参 20 克，白术 15 克，升麻 6 克，天麻 10 克，蔓荆子 10 克，淫羊藿 30 克，附片 10 克，半夏10克，杜仲10克，自加生姜5片、红枣10枚。

半年后来苏州复诊，精神大好，病虽有发作，但只要卧床休息一天便可恢复，已能从事社区安排的工作。

## 三、变态反应性疾病新解

《灵枢·岁露》说："人与天地相参也，与日月相应也。"汗毛孔，《黄帝内经》称之为气门。气门是人与天气交通的管道。自然界的花粉、尘埃、螨虫、羽毛、皮屑、气味等进入人体以后会从汗孔中排泄出去，过敏物质留在皮肤肌肉之中就会产生过敏反应。这就是说变态反应性疾病的治疗离不开气道理论。

前面我们已经讨论了气，知道了气是由呼吸之气与饮食之气混合而成，气是一种不可或缺的能量。气道就是气通行的道路。相关内容，详见第三讲。

**病案实例**

夏某，女，68岁，因皮肤瘙痒去医院治疗。医生诊断为免疫变态性反应，俗称风疹块。予以抗炎、脱敏治疗，效果平平，遂上门求治于余。

诊断：风邪犯表，气道不通。

治则：祛风表解，补气养血。

处方：石楠叶15克，干姜6克，黄芩6克，细辛3克，党参10克，桂枝10克，麻黄10克，当归10克，川芎6克，生地15克，甘草10克，吴茱萸1.5克，自加红枣10枚、生姜 3 片。

上药用水浸 2 小时，每次煮 20 分钟，煎煮 2 次，合并 2 汁，每服 200 毫升，每天 2 次。

夏来电言：中药仅服 2 剂，病已愈。

## 四、关于气道的联想

最近多家媒体报道了一种名为“渐冻症(运动神经元病)”的疾病，引起了社会的关注，此病的学名为肌肉萎缩侧索硬化症。

西医认为渐冻症是由于人体内负责肌肉运动的神经细胞大量死亡，而这些神经细胞不可再生，一旦损伤数目超过 50%，就可能会出现肌肉萎缩症状。患者发病初期，会出现双手手掌等部位的肌肉萎缩，逐渐向前臂、上臂发展，上肢肌肉有跳动感，走路呈“剪”步，四肢渐渐无力，进一步发展直至全身瘫痪、呼吸肌无力，导致呼吸衰竭。

《黄帝内经》说：“是以升降出入，无器不有。故器者，生化之宇，器散则分之，生化息矣。”《黄帝内经》把物质的运动归纳为“升、降、出、入”四个字，很是精确。这里的“器”，大到脏器、小到细胞。“器”是生命演化的宇宙，器散则细胞分解，生命的运动就停止了。

气道受阻应该是渐冻症的原因。气是一种肉眼看不见的物质，出入于细胞内外，构成了人体的功能活动。气在延脊部分受阻，细胞的升、降、出、入不利，局部就会发生水肿，水肿或是导致神经细胞凋亡或变性硬化的原因。

虽然神经细胞不可再生。但是，通过中国传统医药的阴阳理论，设法调节失去平衡的阴阳，或可改善患者的生存质量、延缓疾病的进展，值得进一步研究。

## 第五节　跟着古人学方药

大家知道，屠呦呦研究员因发现了青蒿素而获得了诺贝尔生理学或医学奖。其间，《肘后备急方》中“青蒿一握，以水二升渍，绞取汁，尽服之”的记载，对她研究发现青蒿素起到了极大的启发。可见，从古籍中吸取精华，克服人类的疑难杂症，在通向成功的历程中绝不可被忽视。这实际上就是一种真正意义上的“古为今用”，当然，要使“古为今用”获得成功，其中的学问极大。下面，我选一味中药、一个中成药和一首处方及其服用法，同大家谈谈如何研读古人为我们留下的珍贵的古医书。

### 一、豨莶草和豨莶丸

1. 现代《药典》的记载

《中国药典·一部》1990 年版收载有“豨莶草”条，称其植物来源为豨莶、腺梗豨莶或毛梗豨莶的干燥地上部分，夏、秋二季花开前和花期均可采割，除去杂质，晒干。豨莶草有两种规格：生品为豨莶草去杂物，洗净、切段、干燥；制品为酒制剂，每 100 千克用黄酒 20 千克蒸透。该药味辛、苦，性寒，归肝、肾经；功能祛风湿、利关节、解毒，用于风湿痹痛、筋骨无力、腰膝酸软、四肢麻痹、半身不遂、风疹湿疮。

实际上，该药炮制前后的药性及应用是不同的：生品性寒，味苦，临床用于治疗血压升高、肢体麻木等症；制品得黄酒之温热，寒性大减，用于治疗半身不遂之中风后遗症等。

《中国药典・一部》1990 年版还收载了豨莶丸，为豨莶草制成的蜜丸。制丸时取豨莶草 1 000 克，切碎备用。其中：取出 500 克，加水煎煮 2 次，合并煎液，滤过，浓缩成稠膏；其余 500 克，用黄酒 1 000 克浸拌，置罐中，加盖密闭，隔水加热至酒吸尽，取出与上述稠膏混合，干燥，粉碎成细粉，过筛，混匀。每 100 克粉加炼蜜 170～200 克，制成大蜜丸。功能主治同豨莶草。常用剂量为每天 2～3 次，每次 1 丸，口服。至 2015 年版的《中国药典・一部》，虽也有“【制剂】豨莶丸”的记载，但没有介绍具体的制法和应用。

2. 古代本草著作中的记载

李时珍在《本草纲目》中收载了豨莶草，但名“希莶”，该书“草部”的“希莶”记载如下：

［释名］亦名希仙、火锨草、猪膏母、虎膏、狗膏、粘糊菜。

［气味］苦、寒、有小毒，一说：辛、苦、平、无毒。

［主治］①中风。夏日采莶枝、叶，洗净，九蒸九暴，但不宜太燥，捣碎为末，加炼蜜和丸子，如梧子大。每服二三十丸，空心服，温酒开米汤送下。服后须吃饭三五匙压药。连服数月，必见效。此方名“莶丸”。②风寒下泻。用莶草研为末，加醋、糊做成丸子，如梧子大。每服三十丸，白开水送下。此方名“火锨丸”。③痈疽肿毒。用莶一两、乳香一两、白矾（烧）半两，共研为末。每服二钱，热酒调下。毒重者连服三次，汗出即是见效。④疔疮发背。用莶草、五叶草（五爪龙）、小蓟、大蒜等分，捣烂，加热酒一碗，榨汁服下，得汗即效。⑤反胃吐食。用莶草焙过，研为末，加蜜做成丸子，如梧子大。每服五十丸，热汤送下。

李时珍还特地告诫大家：“生捣汁服则令人吐，故云有小毒；九蒸九暴则补人去痹，故云无毒。”

《本草纲目》还在其“发明”项下谓：

（颂曰）蜀人单服豨莶法：于农历五月五日、六月六日、九月九日，采叶，去根茎花实，净洗暴干，入甑中，层层洒酒，与蜜蒸之，又暴；如此九过，则气味极香美。熬捣筛末，蜜丸服之，云盛益元气。治肝肾风气，四肢麻痹，骨间冷，腰痛无力者；亦能行大肠气，诸州所说，皆云性寒，有小毒，与《唐本草》同。惟文州及高邮州云，性热无毒，服之补益，安五脏，生毛发，兼主风湿疮、肌肉顽痹、妇人久冷尤宜用。须去粗茎，留枝叶花实，蒸暴。两说不同，岂单用叶则寒有毒，并枝花实则热而无毒乎。抑土地所产不同面然与。(时珍曰)生捣汁服则令人吐,故云有小毒。九蒸九暴则补人去痹,故云无毒。生则性寒,熟则性温,云热者,非也。(慎微曰)按江陵节度使成纳进豨莶丸方表,略云臣有弟䜣,年二十一,中风伏枕五年,百医不瘥,有道人钟针,因见此患,曰:可饵豨莶丸,必瘉。有草多生沃壤,高三尺许,节叶相对,当夏五月以来收之,每去地五分剪刈,以温水洗去泥土,摘叶及枝头,凡九蒸九暴,不必太燥,但以取足为度,仍熬捣为末,炼蜜丸如梧桐子大,空心温酒或米饮下二三十丸,服至二千丸,所患愈加,不得忧虑,是药攻之力,至四千丸必得复,至五千丸,当复丁壮,臣依法修合,令䜣服之,果如其言,服后须吃饭三五匙压之。五月五日采者佳,奉敕宣付医院详录。又知益州张咏,进豨莶丸表略云,切以餐石饮水,可作充肠之饥馔饵……臣本州有都押衙罗守一,曾因中风坠马失音不语,臣与十服,其病立瘥。又和尚智严,年七十,忽患偏风,口眼喎斜,时时吐涎,臣与十服,亦便得痊。今合一百剂,差职贡使元奏进。

按:慎微,即唐慎微,宋代著名医药学家,著有《证类本草》。书中记载:"江陵府节度使成纳(向朝廷)进豨签丸方……益州张咏(向朝廷)进豨签丸。"由此可以推测,豨签丸必定有出众的疗效,否则怎敢向朝廷进贡。那么,为何古今豨签丸的疗效会有如此明显的差落呢?这应该与炮制工艺有关。

3. 豨签丸的古今工艺比较

史上以一味中药制成成药的并不多，豨莶丸大约是一个例外。

中风（脑梗死或脑溢血）的后遗症始终是中西医临床的难点，为什么豨莶丸没有发挥出经典著作中的功能呢？这里肯定有问题。我想其原因或就在中药的炮制中。

古人要求豨莶草于农历五月五日采其叶，“净洗暴干，入甑中，层层洒酒，与蜜蒸之，又暴，如此九过，则气味极香美。熬捣筛末，蜜丸服之”。后来，人们出于某种原因，对豨莶丸的工艺进行了简化。简化之后古人所说的“气味极香美”就再也没有了。

1970 年，我所在的药店还存有苏州某厂生产的豨莶丸，销路不畅，原因不明。我剥开腊壳取丸嗅之只闻得一股中药特有的气味，既不香更谈不上美，用口尝之味甘微苦。此丸绝非古法。为了寻找原因，2001 年我在家中依古法炮制了豨莶草，那时我当上了门店管理部负责人，采购部特地采购了一包豨莶草，我采下叶子和嫩枝，将蜂蜜溶化于黄酒之中，均匀地喷在豨莶叶上，次日，用旺火蒸 4 小时，晒干，再喷黄酒蜜水，再蒸，蒸至第 7 次时开始闻得有香气溢出，至八九次时香气大溢。这让我感到振奋，一种新的药用成分出现了，这或许是古法豨签丸治疗中风的关键之处。我将炮制好的豨莶草用于加工首乌丸。不料此法正是苏州王鸿翥堂的镇店之宝“首乌延寿丹”的古法，大受患者欢迎。

古法豨莶草加工中产生的"气味极香美"的物质是什么？有什么药用价值？这一切值得我们去研究并发扬光大。

## 二、银翘散及其服法

2015 版《中国药典·一部》增加了银翘散。银翘散的作用是：解除流感病毒产生的毒性，从而达到治愈流感的目的，这是古代中医的大智慧。

但是在苏州地区的医药市场上并没有银翘散出售。这不要紧，患者可以凭中医师开具的银翘散处方现配现用，只是有必要提醒一下使用银翘散的注意事项：①银翘散的剂量，原方是 6 钱，合今之 18 克。药物宜放置茶泡袋中使用。②银翘散是煮剂，不能久煎，至香气大出便可息火，闷上 5 分钟便可取汁。③银翘散的服法是，每 4 小时一次，病重时可 2 小时一次，并测量体温并绘制曲线。只要曲线向下便可放心服用。④银翘散性凉，胃寒者宜加生姜、红枣、蜂蜜，以保护胃肠道。

也许有人要问：你的"提醒"有依据吗？有！我"提醒"大家的依据，主要源于温病学大家吴瑭的《温病条辨》。

在《温病条辨·上焦篇》中关于银翘散，吴氏有这样一段话：

辛凉平剂银翘散方：连翘一两，银花一两，苦桔梗六钱，薄荷六钱，竹叶四钱，生甘草五钱，芥穗四钱，淡豆豉五钱，牛蒡子六钱。

上杵为散，每服六钱，鲜苇根汤煎，香气大出，即取服，勿过煎。肺药取轻清，过煎则味浓而入中焦矣。病重者，约二时一服，日三服，夜一服；轻者三时一服，日二服；夜一服；病不解者，作再服。

显然，我上面"提醒"中的前3点完全遵循了吴氏之嘱。至于加姜、枣、蜜，那是专指胃寒患者，如果患者没有明显的胃寒表现，则完全可以不加。

习总书记说：中华文明延绵数千年，有其独特的价值体系。中华优秀传统文化已经成为中华民族的基因，植根在中国人的内心，潜移默化影响着中国人的思想方式和行为方式。今天我们提倡和宏扬社会主义核心价值观，必须从中吸取丰富营养，否则就不会有生命力和影响力。

这就是我们为什么要寻根中医药的原因。

# 后　记

我是一个中药师，因药及医，迷上了中国传统医药。小小的中药店将我引进了中医药的神圣殿堂，《黄帝内经》让我窥视到了中国传统的奥妙。王卓人老师的答疑解惑让我受益非浅，俞志高老师给了我三年临床实践的机会。虽然，最终我没有当上医生，但我并不感到遗憾，因为我已经掌握了中国传统医药的基本技能。

退休后我用十几年的时间研究《黄帝内经》，先后出版了《〈黄帝内经〉新探索》《中医药临床新探索》，我想把《黄帝内经》的研究做到极致。

中国传统医药学的前途离不开娃娃，让儿童从小知道中医药的前世今生，了解中医药治病的方法，最后喜欢上中医药，这就是我的愿望。

邵蔚连

2019年12月2日